AF500795

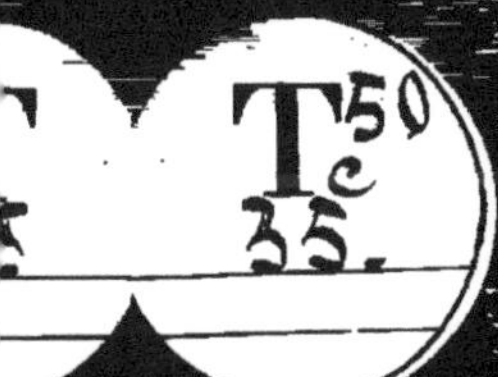
T
35.

DES

LAZARETS

DES QUARANTAINES

ET DE LA CONFÉRENCE INTERNATIONALE POUR L'ORGANISATION D'UN SERVICE SANITAIRE

EN ORIENT

PAR J. FERRIER

Médecin à Pauillac (Gironde),
Ancien chirurgien et membre de la Commission sanitaire du Lazaret de Bordeaux,
Membre de la Société des Sciences physiques, chimiques et Arts agricoles et industriels de France,
de la Société médicale d'Émulation de Bordeaux, etc., etc.

Si quid novisti rectiùs istis,
Candidus imperti; si non, his utere mecum.
(HORAT., épit. VI, lib. I.)

PARIS

CHEZ GERMER BAILLIÈRE, LIBRAIRE-ÉDITEUR
17, RUE DE L'ÉCOLE DE MÉDECINE, 17

1867

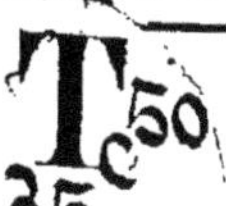

DES

LAZARETS

DES QUARANTAINES

ET DE LA CONFÉRENCE INTERNATIONALE POUR L'ORGANISATION
D'UN SERVICE SANITAIRE

EN ORIENT

PAR J. FERRIER

Médecin à Pauillac (Gironde),
Ancien chirurgien et membre de la Commission sanitaire du Lazaret de Bordeaux,
Membre de la Société des Sciences physiques, chimiques et Arts agricoles et industriels de France,
de la Société médicale d'Émulation de Bordeaux, etc., etc.

Si quid novisti rectiùs istis,
Candidus imperti; si non, his utere mecum.
(HORAT., épit. VI, lib. I.)

PARIS
CHEZ GERMER BAILLIÈRE, LIBRAIRE-ÉDITEUR
17, RUE DE L'ÉCOLE DE MÉDECINE, 17

1867

DES LAZARETS

DES QUARANTAINES

ET DE LA CONFÉRENCE INTERNATIONALE POUR L'ORGANISATION D'UN SERVICE SANITAIRE EN ORIENT.

Lorsqu'il vint à la pensée des premières nations commerçantes de l'Europe que le germe d'une maladie épidémique pouvait être communiqué à un pays sain par l'équipage, par la marchandise ou par les passagers d'un navire venant d'un lieu infecté, sujet à l'être ou en relations avec des contrées suspectes, les gouvernements et les peuples, sans rechercher si leurs craintes étaient fondées, et s'appuyant seulement sur des suppositions, s'empressèrent d'adopter toutes les mesures que l'instinct de la conservation put leur suggérer. Dès lors les établissements sanitaires furent élevés en quelque sorte sur les bases de la peur, et les lois qui les régissaient élaborées sous l'influence de ce sentiment, qui n'enfante le plus souvent que l'erreur et le ridicule.

La théorie des affections virulentes que Fracastor créa en 1547 est encore aujourd'hui l'évangile des ultra-contagionnistes. Il est surprenant que leur croyance ne se soit pas affaiblie, sachant que ce médecin, ami intime du cardinal Bembo, ne publia son ouvrage que pour seconder les vues politiques du Saint-Siége. Les historiens de ce temps racontent en effet que le pape Paul III, voulant transférer le Concile de Trente à Bologne, n'aurait exécuté son projet qu'avec la plus grande difficulté s'il ne s'était servi de la plume du médecin de Vérone pour établir la réalité de la contagion d'une maladie qui régnait alors. D'ailleurs, ce n'est pas la première fois que les mesures sanitaires n'ont été qu'un prétexte pour cacher un but politique.

Plus tard, les partisans de la contagion quand même ont appliqué leur système faux et dangereux au code sanitaire qui nous a régi trop longtemps, et réussi jusqu'à l'avénement du gouvernement actuel à étouffer, sous le poids des sophismes et des suppositions, la vérité publiée par des hommes instruits et consciencieux, ne pouvant les vaincre par la logique des faits; enfin, le fantôme de la contagion leur étant apparu dans un songe, ils ont proclamé son existence comme une réalité, et ils ont préféré garder le *statu quo* de leur aveugle routine, plutôt que de voir l'innovation escortée de la vérité changer une pierre usée à l'édifice de l'erreur.

Néanmoins, le mystère de l'ancienne contagion, qu'il était presque criminel de vouloir approfondir, est aujourd'hui démasqué; il a été flagellé par tout ce que la science compte de plus éclairé et ne trouve plus d'apôtres que parmi les esprits rétrogrades.

Les Stoll, les Chirac, les Chicoyneau, les Deidier, les Verny, les Souliez, les Bertrand, les Papon, les Geoffroy-Saint-Hilaire, les Broussais, les Serres, les Bouillaud, les Lassis, les Chervin, les Mac-Lean, les Desgenettes, les Assalini, les Clot-Bey, les Annino, les Brayer, les Bartoloti, les Ballard, les Soissons, les Rochoux, les Devès, les Sédillot, les Dariste, les Fruth, les Poter, les Cabanellas, les Lavallée et un grand nombre d'autres que je pourrais citer encore, se sont inscrits en faux contre la contagion; mais avant de se prononcer sur cette grave question, tous ces médecins, étant dans ces dispositions de doute que Descartes exige pour la recherche de la vérité, ont recueilli sur les lieux mêmes des épidémies une masse de faits bien observés et revêtus d'un cachet d'authenticité irréfragable; ils y ont ajouté le réactif de l'expérience, et ont eu pour résultat la conviction intime que le choléra-morbus, le typhus et la fièvre jaune, n'étaient point des maladies *essentiellement* contagieuses ou transmissibles par des corps intermédiaires, tels que les effets des morts ou des malades, et la cargaison des navires; mais que cependant elles pouvaient, dans certaines circonstances, se communiquer par *infection*, et il ne faut pas prendre ici le mot *infection* comme synonyme de *contagion*, car on peut se soustraire à l'action de la première, tandis qu'il est presque impossible de pouvoir éviter la seconde.

D'après cette opinion fondée, quelques-uns de ces médecins ont demandé, dans l'intérêt du commerce et de la science, qu'une grande réforme fût faite dans notre législation sanitaire; mais il ne faut pas leur prêter la pensée d'avoir voulu la suppression totale des Lazarets.

Les contagionnistes ont pu, pendant près de trois siècles, prêcher leur doctrine, imposer aux autres hommes, peu soucieux de connaître la vérité, leur croyance toute faite et exploiter tranquillement deux domaines immenses : l'espérance et la peur. Pour atteindre leur but, le vague, l'indéfini, l'absurde, l'incroyable et le magique ont essentiellement fait partie des moyens usuels du pouvoir sanitaire, dont ils se sont faits les zélés défenseurs, l'instrument et le soutien.

Mais aujourd'hui tout est changé : les hommes s'occupent avec sollicitude de tout ce qui touche à leurs intérêts et à leur santé, poussant avec énergie et sagesse à la réforme de vieilles doctrines faites pour d'autres temps; ils soumettent toute chose à l'analyse; ils ne croient que ce qui est démontré, ne considèrent de viable que ce qui est utile, et ne veulent en toutes choses que du vrai et du positif.

Il n'est donc pas surprenant qu'avec de pareilles idées, qui sont le résultat de savantes recherches et d'une longue expérience, les médecins, vrais amis de la science et de la vérité, à qui incombe le devoir de veiller à la santé publique, aient cherché à distinguer dans ces dernières années le vrai du faux, l'utile du nuisible, et aient voulu écarter les prétextes dont se servait toujours l'autorité sanitaire. Aussi le système de défense sanitaire actuel était-il depuis longtemps en France le sujet de discussions scientifiques entre les contagionnistes et leurs adversaires, et le motif de nombreuses et justes réclamations de la part du commerce en général.

Le professeur Rochoux, très compétent en pareille matière, a écrit dans le *Dictionnaire de médecine*, article *contagion* : « Nous ne craignons pas de le prédire, l'édifice de l'ancienne » contagion, sapé de tous côtés, ne peut tarder de s'écrouler; » l'instant approche où les résultats d'une saine expérience, » discutés avec impartialité, appréciés sans prévention, » seront irrévocablement substitués à des chimères enfantées » par l'ignorance, admises par l'aveugle crédulité et entrete- » nues par la crainte. »

Il appartenait à la sollicitude éclairée du gouvernement de l'Empereur de réaliser en grande partie cette prédiction par les décrets du 10 août 1849 et du 24 décembre 1850.

Ayant été attaché pendant dix ans en qualité de chirurgien à l'un des principaux Lazarets de France, j'ai pu rechercher sans prévention, dans la théorie et dans la pratique du service sanitaire, si les raisons des uns et les plaintes des autres étaient fondées, et j'ai pu me convaincre qu'on pouvait, ainsi que l'a fait le gouvernement, modifier largement le code sanitaire, en sauvegardant tous les intérêts, sans perdre de vue celui de la santé publique, qui doit primer tous les autres.

Comment pouvait-on, en effet, tolérer plus longtemps les exigences de l'Italie, ce berceau de la peur, cette terre classique de la contagion, qui est cause qu'en 1831, vingt-six millions de marchandises sont demeurées enfermées inutilement pendant trente jours dans le lazaret de Marseille, qui en a perçu le droit de plaçage, et qu'en 1833, le ministère de la guerre a dû supporter, pour les frais de quarantaine de bâtiments provenant en patente nette de nos possessions d'Afrique, la dépense énorme de 2,730,717 francs! Et ce n'est là, cependant, qu'un faible aperçu de ce que coûtait alors au commerce, à l'État et aux contribuables, le système de la contagion ou plutôt de la peur, étendu au delà des bornes de la raison.

D'ailleurs, dans l'intérêt du commerce en général, dans celui de la santé publique et de la marine de l'État, qui était si souvent condamnée à un repos honteux dans nos ports à lazarets, il était temps que le gouvernement de l'Empereur mît un terme aux abus du pouvoir sanitaire, en modifiant la loi ancienne, qu'il interprétait le plus souvent avec une excessive rigueur.

La réforme sanitaire a été accueillie avec d'autant plus de faveur, que presque tout le monde la réclamait; que des députés l'avaient même sollicitée à la tribune nationale, et que le ministre de la guerre, sous le gouvernement du roi Louis-Philippe, s'était vu forcé de violer les règlements sanitaires dans l'intérêt de nos soldats venant d'Afrique.

Si l'utilité des lazarets était si souvent mise en doute par les hommes sérieux, c'est que l'organisation du service sanitaire et l'application contradictoire qu'on faisait de la loi, suivant tel ou tel lazaret ou intendance sanitaire, n'offraient aucune garantie à la santé publique : nos établissements sanitaires en général n'étaient réellement que les premiers bureaux d'octroi de chaque ville maritime.

Trois partis, presque diamétralement opposés dans leur manière d'envisager notre système de défense sanitaire, semblaient avoir pris depuis longtemps pour champ de bataille l'organisation de ce service.

Les contagionnistes purs pensaient qu'il ne fallait pas toucher au code sanitaire, qui pour eux était l'arche sainte, le palladium de la santé publique. Les partisans du système contraire, qui ne se sont pas contentés de piaffer à côté de la science et qui ont marché courageusement avec elle, demandaient une prompte et radicale révision de nos vieilles lois sanitaires, qui, avec juste raison, leur paraissaient devoir être établies sur des bases plus larges, plus uniformes, plus solides, plus en harmonie avec nos connaissances médico-chimiques, et rédigées de manière à satisfaire les intérêts du commerce et ceux de la santé publique. Enfin, les autres, guidés par un sentiment d'intérêt tout personnel, étrangers aux connaissances médicales et par conséquent incompétents, demandaient la suppression totale des lazarets, s'appuyant sur la non-contagion des maladies auxquelles on oppose ces établissements, et sur les entraves qu'ils occasionnaient au commerce par les mesures préventives et inutiles dont les navires étaient l'objet.

Il fallait, dans ces circonstances, adopter l'opinion du juste milieu; c'était la meilleure, c'était la plus rationnelle, c'était celle de la majorité éclairée, et j'en ai la preuve dans la discussion qui eut lieu à la Chambre des députés, au sujet du crédit demandé pour les établissements sanitaires. En effet, à la séance du 19 mai 1836, un député saturé d'idées rétrogrades monta à la tribune et fit la critique des ordonnances royales des 4 avril et 11 juin, par le fait desquelles les provenances des États-Unis d'Amérique n'étaient plus assujéties aux quarantaines, en patente nette. Ce député ne demandait rien moins alors que le rapport de ces ordonnances; mais il fut victorieusement combattu par ses honorables collègues MM. Toussaint, Laurence, Prunelle et Auguis, qui félicitèrent le Gouvernement d'être le premier entré dans une voie d'amélioration, dans laquelle, il faut bien le reconnaître, il s'arrêta trop tôt.

La ville de Marseille a toujours été accusée, avec quelque raison, d'exploiter la peur, de monopoliser sa position géographique, et d'agir d'une manière fiscale en maintenant en vigueur cette loi d'intimidation qui lui donnait le pouvoir de retenir en arrestation préventive et arbitraire hommes, navires et marchandises. Il lui appartenait donc de se justifier de cette accusation en provoquant une enquête, afin de recueillir les matériaux nécessaires avec lesquels le gouvernement d'alors aurait pu fonder une nouvelle législation sanitaire exempte des reproches qu'on adressait à l'ancienne. Mais que pouvait-on attendre de l'Intendance sanitaire de Marseille? Elle était essentiellement contagionniste par intérêt personnel, par esprit de clocher plutôt que par conviction, et on ne devait pas espérer d'elle de concession volontaire.

On a invoqué, comme une preuve de l'inutilité des mesures sanitaires, l'apparition en France et ailleurs de plusieurs maladies exotiques depuis l'érection des lazarets. La fondation de celui de Marseille remonte, suivant le docteur Robert, à l'année 1383, et il est admis généralement que le premier lazaret qui ait été établi contre la peste est celui de Venise, qui fut élevé dans le courant du XIVe siècle. Eh bien! malgré ces remparts sanitaires, Venise éprouva *quatorze* pestes dans le XIVe siècle, *onze* dans le XVe, *cinq* dans le XVIe et *une* dans le XVIIe; c'est en 1630 que cette dernière épidémie eut lieu. Enfin, Marseille a éprouvé *quatorze* fois la peste depuis l'établissement de son lazaret. En outre, de nombreuses épidémies de peste ont eu lieu dans d'autres villes de la Provence, telles que Aix, Digne, Martigues et Toulon; ce sont là des faits incontestables, et qui prouvent l'impuissance de ces établissements sanitaires et des mesures qu'on y prenait alors pour prévenir l'invasion des maladies pestilentielles.

Mais ce serait une grave erreur que de conclure de là qu'ils sont inutiles; car si le système sanitaire n'a pas toujours atteint le but pour lequel il a été institué, c'est à dire si les lazarets n'ont pas étouffé dans leur enceinte les germes des maladies épidémiques qui se sont présentées et prévenu leur extension au dehors, il faut en attribuer la cause : 1° à la divergence d'opinion des médecins qui ont étudié la question de la contagion; 2° à la coupable négligence de quelques agents sanitaires, trop confiants ou trop peu éclairés pour comprendre toute l'importance des fonctions qui leur étaient confiées, et le danger qui pouvait résulter pour la santé publique de l'oubli de leurs devoirs; 3° aux fausses déclarations de quelques capitaines, qui, pour éviter la quarantaine ou en abréger la durée, affirmaient sous serment qu'ils n'avaient eu aucune communication suspecte, lorsqu'ils avaient eu des relations fréquentes et directes avec des navires ou des lieux contaminés par des hommes atteints de maladies transmissibles; 4° enfin, aux procédés mis en usage dans les lazarets pour purifier et assainir les bâtiments, les marchandises, les hommes et leurs effets.

Les détracteurs du système sanitaire objectent, à l'appui de leur opinion, qu'en 1832, et tout récemment encore, malgré les dépenses extraordinaires qui ont été faites pour les lazarets, ceux-ci n'ont pu nous préserver du choléra-morbus asiatique.

Mais, que pouvaient les mesures sanitaires les plus rigoureuses et les mieux observées contre ce fléau cosmopolite qu'on peut définir, lorsqu'il frappe d'une manière foudroyante, la décomposition subite du corps du malade et de l'esprit du médecin, et dont la marche vagabonde a franchi inaperçue les barrières qu'on a cherché à lui opposer? Si cette maladie se propage par le déplacement du fluide aérien vicié ou par voie de migration, il était impossible, à cause de la liberté de nos relations avec tous les peuples, de prévenir son introduction en France. Il y a donc injustice, à propos de la dernière invasion du choléra qui a débuté à Marseille, à accuser l'administration supérieure du service sanitaire d'impéritie, de négligence ou d'imprévoyance, puisque, dans des circonstances semblables, les autres gouvernements d'Europe n'ont pas été plus heureux que nous, bien qu'ils aient pris, pour se préserver du choléra, les mesures sanitaires les plus sévères.

Enfin, la contrebande se fait journellement, malgré l'active surveillance des employés de l'administration des douanes; les agents des contributions indirectes ne saisissent pas tous les objets qui circulent clandestinement, et n'arrêtent pas aux barrières toute la fraude qui passe devant eux; la police ne purge pas la société de tous les coupables qui l'infestent, et la ville de Marseille elle-même n'a pu autrefois, ni même en 1835, lorsqu'elle était en possession d'une Intendance sanitaire omnipotente et armée de toutes les foudres de l'ancienne législation, se préserver du choléra; tandis que la centralisation du service sanitaire en des mains habiles et fermes nous a préservés d'une maladie des plus redoutables, en arrêtant en flagrant délit sanitaire la fièvre jaune dans le lazaret de Saint-Nazaire.

L'Intendance de Marseille a arrêté autrefois, dit-on, dans son lazaret, la peste et la fièvre jaune; où en est la preuve irrécusable? Si ce fait a été contesté, si même il a été nié, c'est la faute de l'Intendance, qui a toujours obstinément refusé à la science indépendante la liberté de pénétrer dans son lazaret, afin de s'assurer si les marchandises étaient réellement susceptibles de renfermer des miasmes pestilentiels et de les communiquer.

Lorsqu'une maladie réputée contagieuse est observée dans

un lazaret, on comprend que l'administration sanitaire en refuse l'entrée au public; mais il est irrationnel qu'on étende cette mesure aux médecins qui ne sont pas attachés à l'établissement, car les médecins sanitaires peuvent n'avoir jamais eu l'occasion d'observer les maladies que d'un moment à l'autre ils sont appelés à combattre. D'ailleurs, sont-ils infaillibles, et ne peuvent-ils pas prendre une affection sporadique pour une maladie contagieuse affectant habituellement la forme épidémique et produire sur toute une population un effet moral dont il est impossible de calculer toutes les conséquences? Dans tous les cas, de quel droit les médecins attachés au service sanitaire imposeraient-ils leur diagnostic à tout le corps médical et l'obligeraient-ils à les croire sur parole? Il est plus prudent et plus équitable, pour éviter des controverses toujours regrettables, que tous les médecins soient admis, avec toutes les précautions d'usage, à venir dans les lazarets corroborer l'opinion de leurs confrères ou rectifier une erreur de diagnostic que l'homme le plus instruit en médecine n'est pas toujours à l'abri de commettre.

Tous les médecins doués d'un grand génie d'observation qui jusqu'à ce jour ont voulu approfondir la nature et la cause des épidémies, ont toujours été ramenés malgré eux au *quid divinum;* peut-être est-ce moins la faute de leur esprit que celle de la nature, qui a fixé des bornes aux connaissances humaines, et qui a voulu qu'à une certaine profondeur on ne trouvât que des ténèbres, comme au-dessus de l'atmosphère on ne rencontre que le vide.

Je ne rapporterai donc pas ici toutes les opinions de ceux qui ont écrit sur la nature et l'étiologie des épidémies, parce que toutes ces doctrines, dans lesquelles on ne trouve pas une lueur de vérité que l'expérience ait confirmée, se résument en ceci : qu'il n'y a rien de vrai et rien de faux, parce qu'en toute chose se rencontre la vérité, et l'erreur me plongerait dans une promiscuité scientifique que je veux éviter.

Il est malheureux sans doute, pour la science et pour l'humanité, qu'il ne soit pas donné à l'homme de toujours saisir la vérité absolue; c'est que la nature a aussi sa pudeur et qu'elle ne dévoile pas ses secrets à tous ceux qui sont avides de les connaître; aussi toute doctrine nouvelle que l'expérience ne justifie point d'une manière suffisante, malgré l'élévation de ses principes et le séduisant de sa théorie, est nécessairement fausse. Je ne veux pas dire pour cela qu'on ne doive pas s'acheminer vers la terre sacrée du positivisme à pas plus ou moins rapides et par gradations plus ou moins bien ménagées; mais je soutiens que jusqu'à ce qu'on y soit parvenu, on est dans le doute, et que le doute en matière sanitaire doit presque toujours équivaloir à la certitude. J'applique ce principe à la non contagion de la peste, opinion que quelques médecins, très instruits d'ailleurs, ont émise, mais qui, dans l'état actuel de nos connaissances sur cette matière, ne peut quant à présent être admise par les gouvernements qui prennent des mesures pour se préserver de cette maladie.

Quant au choléra, l'opinion la plus généralement admise par les médecins est que cette maladie se propage par voie de migration, qu'elle n'est pas susceptible de se transmettre par des marchandises ou des effets, et qu'elle n'est pas de nature contagieuse. En consultant les écrits sur cette matière, on trouve une infinité de faits qui semblent prouver que ce mode de propagation (par migration) est celui qui paraît le plus logiquement démontré; mais à côté de ce système de probabilités, on rencontre des observations qui ne tendent à rien moins qu'à rendre le problème insoluble et à nous ramener au point de départ de toutes les recherches sur ce sujet, c'est à dire dans le vaste champ des hypothèses.

En voulant prendre un terme moyen dans une question aussi délicate que celle d'établir d'une manière positive quel est le mode de propagation du choléra, on est certain d'avance qu'on ne fera qu'ajouter des nuages modernes aux brouillards anciens, parce que ce fléau, comme la rougeole, la scarlatine, la variole, la coqueluche, la grippe, etc., se développe et se propage sous l'influence de causes occultes dont la découverte me paraît aussi éloignée que celle de la pierre philosophale, et que toutes les mesures sanitaires qu'on prendra pour s'en préserver — en dehors du lieu de production de la maladie —

n'auront d'autre avantage que de donner à la masse la moins éclairée de la population l'assurance trompeuse qu'il ne pourra pas l'atteindre.

Quelles mesures l'administration sanitaire n'a-t-elle pas prises depuis plus de trente ans, alors même que les Intendances étaient armées des plus grands pouvoirs, pour prévenir l'introduction du choléra dans les lieux habituellement sains, ou son retour dans ceux qui avaient eu à souffrir de sa présence, et quels résultats en ont-ils obtenus? Les préposés des Intendances sanitaires de tous les pays ont-ils arrêté le contrebandier subtil qui passe en fraude ce génie particulier, cet inconnu, cet X physiologique qui constitue les épidémies?

Le district de Cazan, dès les premiers indices de la maladie dans le gouvernement d'Orembourg, prit, contre la propagation du choléra, les précautions à la fois les plus minutieuses et les plus sévères : peine de mort était prononcée contre toute infraction aux lois sanitaires, et cependant le district de Cazan fut ravagé par la maladie.

Par les soins et la vigilance de l'Intendance de salubrité publique, des mesures de haute police médicale furent prises dès l'apparition du choléra à Orembourg; ces mesures furent successivement étendues aux villes et aux villages des environs jusqu'à Moscou, sans que pour cela on ait pu circonscrire le fléau, puisque la maladie éclata à Moscou en octobre 1830. Et combien de précautions l'administration publique a prises dans cette ville, lors même que l'ordre de lever le cordon sanitaire qui l'environnait fut donné par l'empereur! On usa de toutes les mesures possibles pour empêcher la maladie de renaître et pour prévenir son importation dans les lieux avec lesquels les communications avaient été rétablies; les maisons suspectes d'infection continuèrent d'être séquestrées, les barrières d'observation furent maintenues et des cordons militaires établis avec des quarantaines aux frontières du gouvernement de Moscou. On sait le reste.

Pétersbourg, quoiqu'à 80 lieues du point le plus rapproché où la maladie se montra, fut soumis à des mesures préventives fort sévères; un triple cordon surveilla les communications;

des hôpitaux extraordinaires furent établis, et le gouvernement prescrivit aux habitants de faire des approvisionnements pour une année. Pétersbourg a subi *deux fois* l'épidémie.

Je bornerai là la citation des faits qui prouvent l'impuissance du service sanitaire en général et des Lazarets en particulier pour empêcher le retour du choléra en France, bien qu'il me fût aisé d'en invoquer une foule tout aussi concluants.

Les annales médicales ne manquent pas d'exemples de maladies ayant ainsi successivement régné sur une grande étendue de pays sans qu'on ait jamais pu leur attribuer une propriété transmissible, comme la maladie dite *trousse-galant* dont Zaccatus Lucinatus fait mention, la fièvre catarrhale épidémique de 1731, la grippe, l'acrodynie qui en 1825 régnait en même temps à Paris et dans l'Inde, etc.

Le choléra est une des maladies que la loi sanitaire qui nous régissait considérait comme contagieuse. Je pense que si ceux qui l'ont rédigée dans le principe étaient appelés à donner aujourd'hui leur opinion sur cette question, ils n'agiraient peut-être pas aussi légèrement qu'ils l'ont fait alors, et qu'ils se rappelleraient ce vers du fabuliste :

Souvent la peur d'un mal nous conduit dans un pire.

En effet, sans consulter leur propre jugement, sans données suffisantes pour avoir sur ce sujet important une opinion motivée, ils se sont hasardés à publier partout que le choléra était contagieux. Peut-être qu'à présent la considération des résultats pratiques qui découleraient de leur opinion, si elle était fondée, les déterminerait-elle à examiner la question avec plus de maturité; peut-être aussi reculeraient-ils devant le grave inconvénient qu'il y a de la résoudre avec tant de précipitation.

Si le choléra est essentiellement contagieux, que de soins, que de précautions à prendre pour s'en préserver ! précautions dispendieuses, au-dessus des moyens du plus grand nombre; impossibles peut-être pour tous ! S'il est contagieux, il est du devoir de l'administration de faire séquestrer tous les individus qu'il attaque, afin d'empêcher qu'il ne se communique à ceux qui les entourent : de là, la nécessité de mesures rigoureuses bien propres à jeter le désespoir dans l'âme de ceux qui en seraient l'objet. Et si l'épidémie prenait une grande extension, les malades qu'on aurait consenti à ne pas enlever de leur domicile recevraient-ils de leurs parents, de leurs amis, de leurs domestiques, les soins tendres et empressés au prix desquels serait leur salut?

Stoll dit en parlant de la nature de la dyssenterie : « Je pense qu'il est très important que l'on sache que la maladie n'est pas contagieuse; car comment le médecin aurait-il le courage de visiter les malades dyssentériques, et surtout ceux qui sont indigents, s'il est persuadé que la maladie peut se communiquer? N'est-il donc pas avantageux pour le médecin d'être affranchi de cette crainte et de la dissiper chez les autres hommes? »

Si ce sage principe avait toujours été suivi, le célèbre médecin de Pergame n'aurait pas quitté Rome lorsque la peste y faisait de grands ravages en 166, sous Marc-Aurèle. Lucius Verus, au lieu de se retirer à Aquilée, aurait prodigué aux malades les soins de son art, et sa propre frayeur n'aurait pas augmenté la terreur générale. Le grand Sydenham ne se serait pas conduit de la même manière en 1665, en abandonnant ses compatriotes à la fureur du fléau qui régnait alors pour se retirer à la campagne.

D'ailleurs, qu'on se rappelle l'état de dissolution presque complet des rapports sociaux, des liens de famille et d'amitié dont les épidémies pestilentielles ont constamment offert le tableau déplorable; qu'on se remette en mémoire la peste de Marseille en 1721, la fièvre jaune de Barcelonne en 1821, ce qui s'est passé en Italie lors de la première invasion du choléra, et qu'on ose après cela décider, avec une coupable légèreté, ou pour trouver quelque excuse à une excessive pusillanimité, que le choléra est une maladie essentiellement contagieuse!

Dieu merci, la supposition imprudente contre laquelle je m'élève ici de toute la force de ma conviction, est victorieusement repoussée par une masse de faits et par l'expérience que nous avons acquise pendant les diverses apparitions de cette maladie en France.

Non, le choléra morbus n'est pas contagieux, et il est consciencieusement impossible de trouver des motifs sur lesquels on puisse áppuyer d'une manière logique l'idée de sa propagation par voie de contagion. Ce qu'il y a de certain, c'est qu'il règne épidémiquement, c'est à dire qu'il attaque un certain nombre d'individus dans toutes les conditions de la vie sociale, dans les lieux qui ont le triste privilége de posséder les éléments encore inconnus propres à son développement, et les aliments nécessaires à son extension.

Quelle en est donc la véritable cause productrice? J'ai déjà dit qu'elle était inconnue; mais les médecins, appliquant à cette maladie leurs opinions sur l'étiologie des épidémies en général, disent qu'elle tient à des dispositions particulières de l'air que nous respirons. Est-ce que l'air, examiné par les physiciens et les chimistes, se présente à eux avec des éléments différents dans leur nature et dans leurs proportions de ceux que l'on rencontre dans un autre air analysé dans des circonstances différentes? Non, sans doute. Serait-ce qu'un rapport constant aurait été observé entre la propagation ou l'intensité de la maladie, et la direction des vents ou des grands courants d'eau, la température, l'état hygrométrique, barométrique ou électrique de l'atmosphère? Pas davantage.

Le choléra a suivi la direction des vents, le cours des rivières, ou bien s'est propagé en sens contraire; il a ravagé le Bengale et Archangel; il a sévi avec la même fureur par des temps chauds, tempérés ou froids; la sécheresse et l'humidité n'ont pas paru influer sur lui; et si le passage subit d'une température à une autre, fort différente en plus ou moins, a pu quelquefois raviver son activité, ces observations ont généralement été faites sur le déclin de l'épidémie, époque où la cause morbifique a déjà perdu la plus grande partie de son énergie première.

Pourquoi donc les médecins placent-ils dans l'air la cause déterminante des épidémies, quand ils ne peuvent la rencontrer ailleurs dans leurs pénibles recherches? C'est parce que ces maladies, qui attaquent toutes les classes de la société, doivent naturellement dépendre de causes dont l'action est générale. Or, l'air est le seul agent de la nature qui ait cette propriété. Les aliments, les boissons, les habitations, les vêtements, les soins de propreté, les mœurs, les coutumes varient à l'infini dans une même localité, suivant les diverses conditions de fortune ou les caprices des individus : l'air seul est le même pour tous. On modifie à volonté, pour ainsi dire, les premières influences; celles qui dépendent de l'atmosphère peuvent, il est vrai, être corrigées dans certaines conditions nuisibles ou incommodes, telles que le chaud, le froid, les vents, l'humidité; mais j'ai établi plus haut, et l'observation démontre tous les jours, qu'aucun rapport appréciable ou constant n'existe entre ces conditions atmosphériques et la plupart des maladies épidémiques; d'où je suis naturellement porté à conclure, que toutes les épidémies tiennent à des causes inconnues dans leur nature et insaisissables dans l'état actuel de la science.

Il y a des maladies dont les causes sont également inappréciables par les procédés physiques ou chimiques, mais dont, à raison de leur origine, la nature animale ne peut être révoquée en doute et qui se transmettent par infection, ce qui constitue un véritable empoisonnement miasmatique.

L'observation atteste que les maladies où l'existence d'un principe contagieux ne saurait être contestée, sont tout au plus au nombre de huit. Ce sont : la vaccine, la rage, la syphilis, la gale, la pustule maligne, la variole, la rougeole et la scarlatine. Les cinq premières ne se communiquent que par le contact, et les autres par le moyen de l'air; c'est là de l'histoire médicale et non pas un système.

Les maladies épidémiques peuvent être ou ne pas être communicables par infection. Les premières dépendent de miasmes exhalés par le malade qui se répandent dans l'atmosphère, et qui, respirés en quantité suffisante par des individus prédisposés à leur action, déterminent chez eux les mêmes désordres organiques et fonctionnels que chez le sujet qui les a fournis.

Quant aux maladies qui ne se communiquent ni par contagion ni par infection, c'est à dire qui ne paraissent être le produit ni de virus, ni de miasmes animaux, non seulement la physique et la chimie sont impuissantes à nous faire connaître la nature de leurs causes productrices, mais l'observation elle-même nous laisse dans la plus grande ignorance à cet égard. Les médecins manquent donc des données nécessaires pour prescrire en parfaite connaissance de cause les moyens de corriger dans l'atmosphère les influences épidémiques qu'ils supposent qu'elle contient.

De ce qui précède, je conclus qu'il faut rayer du code sanitaire le mot *contagieux*, qu'on a faussement appliqué au choléra morbus, et ne pas revenir, à l'égard des navires qui viennent des lieux où il règne, à toutes les mesures préventives auxquelles les lois sanitaires en vigueur avant 1849 les assujétissaient.

Le choléra est une maladie épidémique et non contagieuse, puisque tous les essais qui ont été faits pour l'inoculer, soit avec le sang, soit avec la sueur, soit avec toute autre humeur, ont été complètement infructueux. Le docteur Annesleg a remarqué, et nous avons pu faire la même observation, que, dans l'Inde, les personnes qui approchent les malades ne sont pas plus fréquemment atteintes que les autres. Il serait, par conséquent, rationnel de cesser d'admettre le choléra au nombre des maladies auxquelles on oppose avec plus ou moins de raison les mesures sanitaires. C'est, du reste, une concession que les contagionnistes ne peuvent s'empêcher de faire aujourd'hui à leurs adversaires, à moins qu'il ne soit plus permis de voir la vérité qu'à travers le prisme avec lequel ils ont aperçu cet être idéal et fantastique qu'ils ont appelé *contagion*, et qu'on voit tous les jours s'acheminer à grands pas vers l'oubli.

Une autre preuve de la non contagion du choléra, c'est qu'en 1817, lorsqu'il apparut épidémiquement dans l'Inde, sur 90,000 personnes réunies sur la rive droite du Bétoak, 20,000 moururent dans l'espace de six jours. Il suffit à ceux que le fléau avait épargnés de passer sur la rive opposée, pour que non-seulement la maladie ne se propageât pas ailleurs, mais même pour la faire cesser subitement parmi les émigrés; et, cependant, ces émigrés venaient d'être en contact avec des malades et des morts en grande partie laissés sans sépulture.

Il est cependant une circonstance qui peut se présenter relativement aux provenances des lieux infestés par le choléra, et qui, lors même que cette maladie cesserait d'être l'objet des mesures sanitaires qui sont prises avec juste raison contre les navires arrivant en patente brute de peste ou de fièvre jaune, n'en devrait pas moins attirer toute l'attention des membres de l'administration sanitaire; la voici : Un navire part d'un pays quelconque, en proie aux ravages du choléra ; pendant la traversée, la maladie se déclare à bord et fait plusieurs victimes. Dans cette hypothèse, si l'administration sanitaire n'agissait pas envers ce navire comme elle le ferait à l'égard d'un autre infecté de typhus, de peste ou de fièvre jaune, elle serait coupable, parce que l'expérience nous a appris que toutes les maladies qui offrent pour symptômes pathognomoniques d'abondantes sécrétions morbides, peuvent prendre un caractère contagieux *par infection*. C'est l'opinion de Pringle, Zimmermann, Coste, Pinel, Desgenettes, etc., relativement à la dyssenterie.

En effet, les déjections cholériques, amassées en grande quantité dans un espace étroit, malpropre souvent et toujours peu aéré, comme le poste de l'équipage d'un navire, peuvent produire, surtout dans les saisons et les climats chauds où leur décomposition est plus rapide, l'effet que produisent dans des circonstances analogues les matières animales.

La maladie se communique alors par infection et non par contagion; mais elle ne s'en communique pas moins, et c'est ce qu'on doit chercher à éviter; car l'hygiène qui prévient les maladies, est préférable à la thérapeutique, qui ne les guérit pas toujours.

Le passage du choléra en France à plusieurs reprises depuis 1832, ne peut et ne doit avoir aucune influence sur notre opinion déjà arrêtée sur le mode de propagation du typhus, de la fièvre jaune et de la peste, ni servir de point de départ pour proposer de modifier la législation sanitaire relative à ces trois maladies. D'ailleurs, qu'a de commun le choléra asiatique avec la fièvre jaune, le typhus et la peste? Quel est le médecin qui oserait faire entre ces maladies, s'il les a bien observées, un rapprochement, et trouver de l'analogie entre leur nature, leurs symptômes, leurs caractères microscopiques et leur mode de développement?

Le choléra, la peste, la fièvre jaune et le typhus sont quatre maladies n'ayant entre elles aucun degré de parenté, ayant au contraire chacune un cachet spécial, caractéristique, qui les distingue, les fait reconnaître de prime-abord, et sur lequel est écrit, en caractères lisibles pour tout observateur, un diagnostic plus certain que celui que nous portons dans bien des circonstances où le scalpel investigateur vient éclairer notre erreur et nous donner un démenti formel.

Je dirai cependant que la présence en France du choléra indien doit avoir modifié l'opinion des médecins qui pensent que la fièvre jaune est inhérente à certaines contrées qui fournissent, à des époques que l'on a même cherché à déterminer *à priori*, tous les éléments propres à la faire naître; qu'on doit attribuer les causes déterminantes et occasionnelles de cette maladie à un état atmosphérique occulte, qui a établi une ligne de démarcation ou de point d'arrêt au 48me degré de latitude nord, et sous une température de 22 degrés Réaumur; qu'enfin elle n'est susceptible ni d'être importée en France ni de s'y développer, lors même que son miasme productif y serait introduit, parce que notre climat n'offre pas les conditions propres à sa germination.

Je sais que quelques faits corroborent jusqu'à un certain point ce jugement; mais ce n'est pas, selon moi, un argument sans réplique, et je ne vois pas qu'il soit possible de démontrer d'une manière incontestable pourquoi la fièvre jaune, à l'exemple du choléra, n'exercerait pas des ravages en France, si elle y était importée par un navire converti en foyer d'infection par des malades, et contre lequel aucun moyen d'isolement et de purification n'aurait été employé.

On objectera peut-être que la peste, le typhus et la fièvre

jaune naissent et se développent sous l'influence de certaines causes qui, pour la plupart, nous sont connues, et que nous ne pouvons en dire autant du choléra. Ce serait une erreur, car nous ignorons complètement la cause qui favorise, à des époques indéterminées, toutes choses égales d'ailleurs, l'éclosion spontanée du miasme épidémique du choléra, de la peste, du typhus et de la fièvre jaune, et c'est de la recherche de cette cause que se sont occupés les médecins, depuis la plus haute antiquité jusqu'à nos jours, sans avoir pu la découvrir.

Ce que nous n'ignorons pas, ce sont les moyens propres à centraliser ces maladies ou à empêcher leur extension par des procédés d'isolement, d'assainissement et de purification, aujourd'hui surtout qu'une chimie savante a remplacé les anciennes fables, et que l'oxygène, qui compose et décompose sans cesse, est devenu la nouvelle âme du monde. L'aurore ne verse plus de pleurs; Iris ne développe plus sa ceinture; les Titans ne vomissent plus de feux dans les gorges de l'Etna; Jupiter ne lance plus ses carreaux du haut de l'Olympe : c'est l'oxygène, combiné avec l'hydrogène, qui rafraîchit le matin nos champs; c'est la lumière, qui se décompose en passant par un milieu, qui la réfracte et qui colore l'horizon d'un arc brillant; c'est la rencontre du gaz muriatique, suroxygéné avec le gaz hydrogène, qui produit les éruptions volcaniques; c'est le fluide électrique enflammé qui produit les détonations.

Dans ce système, rien n'est merveilleux, tout est simple et vrai, et l'on explique naturellement les effets d'une cause première qui demeure toujours inexplicable; c'est là ce qui nous arrive trop souvent en théorie médicale. Je pense donc que les épidémies de choléra qui ont sillonné la France et l'Europe entière dans toutes les directions, sans qu'on ait pu toujours déterminer d'une manière certaine leur mode de pérégrination, doivent imposer le devoir d'employer avec modération et discernement tous les moyens possibles pour empêcher l'introduction, ailleurs que dans les Lazarets, des autres maladies épidémiques qui, bien qu'étrangères à nos contrées, pourraient, si elles y pénétraient, trouver les éléments propres à les y fixer.

D'ailleurs, pour aborder la question de savoir jusqu'à quel point il est permis de modifier la législation sanitaire relative à la fièvre jaune, au typhus et à la peste, il est essentiel d'avoir une opinion bien arrêtée sur la nature contagieuse ou non de ces maladies et sur leur mode de transmission. Pour arriver à ce résultat, j'ai besoin d'invoquer l'opinion des contagionnistes et celle de leurs nombreux adversaires; toutefois, je me garderai bien de nier la contagion de la peste. C'est sur le principe contagieux de cette cruelle maladie que doit reposer le système sanitaire; c'est la base sur laquelle il a été primitivement établi; c'est sur elle seule qu'il peut encore se soutenir sans crainte d'y être ébranlé par le choc des systèmes; car il a pour appui la croyance populaire, et pour rempart une crainte fondée et de cruels souvenirs qui ne seront détruits que lorsque la grande question de la contagion de la peste et de sa transmissibilité par les marchandises sera définitivement résolue d'une manière négative.

Si je tiens ce langage relativement à la peste, c'est que je n'ai jamais eu l'occasion d'observer cette maladie; que je ne veux pas émettre une opinion hasardée sur une chose que je ne connais pas; que je suis dans le doute relativement à sa propriété transmissible par contact médiat ou immédiat, et que d'ailleurs toutes les expériences qui ont été faites jusqu'à ce jour ne prouvent pas d'une façon suffisante, selon moi, qu'elle est ou non contagieuse. Mais ce que l'expérience prouve d'une manière incontestable, et il faut bien que cela soit puisque les contagionnistes l'avouent eux-mêmes, c'est qu'il n'y a pas *un seul fait* qu'on puisse invoquer en faveur de l'importation de la peste par le chargement des navires, quelle que soit la nature de la cargaison.

On connaît les ouvrages sur la fièvre jaune, des Poupée-Desportes, des Poinsonnier, des Pierrieras, des Leblond, des Valantin, des Devèze, des Delmas, des Benjamin-Ruch, des Salva, des Alphonse de Maria, des Lefort, des Caillot, des Bailly, des Pugnet, des Savarezy, des Himter, des Clarck, des Hector Mac-Lean, des Lampierre, des Rochoux, des Chervin, des Sédillot, des Poter, des Almadavar, des Dariste, des Pariset, des François, etc., etc.

Eh bien! tous ces médecins, à la bonne foi desquels je me plais à croire, qui à mes yeux sont aussi recommandables par leur talent que par une longue expérience, et que je crois incapables d'avoir menti à la science en émettant une opinion que leur conscience aurait repoussée, se sont prononcés pour et contre la contagion de la fièvre jaune. Il est bon cependant de remarquer que les non-contagionnistes sont ici en grande majorité.

Examinons rapidement les raisons sur lesquelles s'appuient les contagionnistes pour demander que le gouvernement remette en vigueur la loi du 3 mars 1822 et les règlements sanitaires qui en étaient la conséquence, et qui avaient pour résultat de faire faire quarantaine aux navires porteurs de patentes brutes, ou suspects de fièvre jaune, de choléra, de typhus ou de peste, et les motifs qui autorisent leurs adversaires à féliciter le gouvernement actuel des modifications qu'il a fait subir à cette loi.

La doctrine de la contagion, qui présidait à notre police sanitaire, reconnaissait pour principe fondamental que la cause des maladies épidémiques et contagieuses est un *virus*. Or, si par le mot *virus* on entend des principes, des germes qui, toujours identiques, ne font que se transporter d'un individu à un autre sans s'altérer, et qui produisent des maladies identiques, quels que soient les lieux et les circonstances dans lesquels on les observe, et que le mot *contagion* ne signifie, rigoureusement parlant, que la transmission d'un état morbide par contact médiat ou immédiat sans le secours de l'air ambiant, je soutiens que le typhus, la fièvre jaune, le choléra et la lèpre ne peuvent être de ce nombre; car on ne peut les produire ou les transmettre à volonté, parce que ce ne sont pas des maladies virulentes comme la variole, la syphilis, la rage, véritables maladies contagieuses par germes, dont l'application sur le derme dénudé s'accompagne toujours des mêmes phénomènes pathologiques qu'on observe sur les sujets qui les ont fournis.

Par conséquent, la fièvre jaune, la lèpre, le typhus, le choléra et même la peste, d'après l'opinion d'un grand nombre de médecins, ne peuvent être considérés comme étant des maladies *contagieuses*, ni comme pouvant se communiquer par des individus ou des marchandises hors du foyer d'infection.

Il est donc plus rationnel d'admettre, en thèse générale, que ces maladies ne sont transmissibles que dans un espace étroit, peu ou point aéré, et encombré de malades dont l'*halitus* vicie l'air, qui, absorbé en quantité suffisante, produit un véritable empoisonnement miasmatique chez le sujet qui s'en est saturé; mais faut-il encore qu'il soit apte ou prédisposé à recevoir l'action de ces miasmes, car l'expérience démontre tous les jours que les maladies les plus virulentes, les plus contagieuses ou infectieuses, comme disent quelques médecins, trouvent des économies réfractaires qui jouissent d'une immunité absolue, dans les mêmes circonstances où d'autres succombent à la contagion ou à l'infection.

La fièvre jaune, ce grand cheval de bataille sur lequel montent les contagionnistes pour défendre leur système, n'est pas plus communicable par contact direct ou indirect que ne le sont le typhus ou le choléra, et je n'ai jamais vu ces maladies se communiquer d'un homme malade à un homme sain, ni par contagion, ni par infection, lorsqu'elles se sont développées d'une manière spontanée et qu'à cette circonstance ne se joignait pas celle de l'encombrement. Si j'avais besoin de témoignages pour prouver ce fait, j'invoquerais de préférence celui des honorables médecins qui ont déclaré la fièvre jaune coupable de contagion, mais avec des circonstances tellement atténuantes que cela ressemble fort à un acquittement. Je veux parler des médecins français qui furent chargés par le gouvernement d'aller observer la fièvre jaune en Espagne. Ces médecins disent positivement que son intensité diminua aussitôt que l'émigration eut été permise, et ils affirment en outre qu'une fois sortis de la ville, les malades pouvaient être soignés *sans danger* pour la santé des assistants.

Je le demande, est-ce là une maladie contagieuse susceptible d'être importée dans un climat habituellement sain, au moyen d'une balle de coton ou d'une lettre? D'ailleurs, où est la preuve de l'importation de la fièvre jaune en Espagne? Le manifeste qui fut adressé aux Cortès par une réunion *libre* de médecins nationaux et étrangers prouve que la maladie se déclara spontanément, et que son importation n'est que le fait d'une supposition dénuée de tout fondement. Demandez au professeur Rochoux et à mon regrettable ami le docteur Chervin, que j'ai vus à la Guadeloupe, pendant une épidémie meurtrière de fièvre jaune, étudier la maladie ailleurs que dans leur cabinet, si cette maladie est contagieuse? Ils vous répondront par leurs écrits, fruit d'un grand talent d'observation et d'une longue expérience, et avec l'adhésion de tous les médecins qui ont étudié cette maladie : Non, la fièvre jaune n'est pas contagieuse.

La question de la contagion, si longtemps pendante devant la cour médicale, a été jugée par un jury composé de tout ce que la médecine compte de plus éclairé : ce pauvre vieux système de contagion a été condamné sans appel au bannissement perpétuel de la science, et on lui a assigné pour terre d'exil, la vaccine, la rage, la syphilis, la gale, la pustule maligne, la variole, la rougeole, la scarlatine, et le vaste champ des sophismes et des suppositions que ses défenseurs se sont toujours plu à parcourir.

Bien certainement la fièvre jaune, le typhus, le choléra et la lèpre ne sont pas des maladies susceptibles de se transmettre par contagion vive ou immédiate, ni par contagion morte ou médiate; on pourrait tout au plus appliquer cette opinion à la peste; encore de nombreuses expériences semblent prouver que cette maladie ne l'est, comme celles dont je viens de parler, que par infection. Mais, me dira-t-on, le mot ne fait rien pour cette maladie : contagion ou infection, peu importe, il n'en est pas moins vrai que c'est de tous les fléaux le plus redoutable et contre lequel on ne saurait prendre trop de précautions. Je suis de cet avis; mais ces précautions ne doivent s'étendre qu'à l'équipage, aux passagers et à leurs effets à usage, parce qu'aucun motif ne justifie celles qui étaient prises à l'égard de la cargaison des navires, ainsi que je vais essayer de le démontrer.

Le docteur Assalini, dans ses *Observations sur la peste,*

affirme qu'il n'a trouvé aucun employé, dans les lazarets de Marseille, de Toulon, de Gênes, de la Spezzia, de Livourne et de Malte, qui pût certifier *de visu* que quelqu'un eût été atteint de la peste par suite de l'ouverture d'une lettre, de balles de coton ou d'autres objets venant des lieux où cette maladie régnait.

M. Dupeyron, entièrement étranger à la médecine, mais secrétaire du Conseil supérieur de santé, a visité en cette qualité les lazarets de Marseille, de Gênes, de Livourne, de Naples, de Venise, de Malte et de Trieste, à l'effet de faire des recherches sur les quarantaines, et voici comment il s'exprimait dans son Rapport au Ministre du commerce, qui était alors, je crois, M. Cunin-Gridaine : « Je dois avouer à Votre » Excellence, que les archives des lazarets ne m'ont fourni, » depuis 1720, aucune preuve positive que des marchandises » aient communiqué la peste. Dans deux ou trois cas, on a pu » le croire; mais bien que, mettant les choses au pis, on ait » pris des mesures très sévères, le caractère pestilentiel de la » maladie n'a pas été irrévocablement constaté. »

Cet aveu d'un employé de l'Administration sanitaire, alors que le système de la contagion régnait despotiquement sur le commerce et lui occasionnait d'énormes pertes, doit réduire à leur juste valeur les ridicules prétentions des médecins de marchandises dans les lazarets, qui affirmaient avoir préservé la société de la peste en faisant faire l'autopsie des balles de coton et d'autres colis par des employés subalternes attachés à ces établissements.

Quant au fait même de l'importation de la peste à Marseille en 1720 par la cargaison d'un navire venant du Levant, le docteur Deidier en a fait justice, en déclarant que six semaines avant l'arrivée du capitaine Chataud, soupçonné d'avoir importé la maladie, on avait observé des cas de peste en ville.

Si nous sommes encore dans l'incertitude relativement au mode de transmission de la peste, il n'en est pas de même à l'égard des autres maladies dont j'ai déjà parlé : celles-là ne sont point contagieuses, c'est aujourd'hui un fait hors de doute, et l'avis contraire ne saurait être soutenu en présence de la masse accablante des faits. Pour prouver la non contagion de la fièvre jaune, je ne pense pas qu'il faille invoquer ces expériences prétendues médicales dont on a tant parlé, et qui consistent, comme j'ai été à même de le voir à la Guadeloupe et à la Martinique, à revêtir les chemises des individus qui venaient de succomber à la fièvre jaune, à se coucher dans leurs lits, à s'inoculer la matière noire des vomissements, à l'avaler même, etc., etc. Non, ces expériences, plus dégoûtantes que scientifiques, ne prouvent rien en faveur du système de la non contagion, parce qu'elles n'ont été faites que par un très petit nombre d'individus.

Chicogneau, Deidier, Verny et le baron Desgenettes ont toujours affirmé que la peste n'était pas contagieuse. Les docteurs Assalini, Geoffroy-Saint-Hilaire, Clot-Bey, Anino, Brayer, Bartholetti, Gaëtani, Cholet, Peron, Bulard, Lacheze, Saisson et beaucoup d'autres sont du même avis.

Le docteur Bulard, dont l'opinion en pareille matière fait autorité, s'exprime ainsi dans son Mémoire sur la peste, lu à l'Académie des Sciences : « En considérant la peste comme » spécifique et comme contagieuse, nous ne voulons pas dire » qu'il suffise de toucher un pestiféré pour être atteint, pas » plus que nous n'affirmerions qu'on pût la contracter en » touchant le pan d'un habit, un ruban, parce que, dans l'état » actuel de la science, nous ne possédons pas de moyens de le » démontrer rigoureusement; mais nous sommes convaincu » que la maladie se reproduit directement par les pestiférés; que » son moyen de transmission est aussi bien le toucher immé» diat que la sphère d'activité des malades, qui n'est elle-même » qu'une des formes de la contagion; que la contagion par ses » effets, si elle est vraie, comme paraissent le démontrer les » expériences que nous avons faites, est possible dans des » circonstances analogues à celles où nous avons expérimenté; » mais en dehors des développements de la peste, des latitudes » où elle règne ordinairement, et après un certain temps » écoulé, cette sorte de contagion doit perdre beaucoup de son » activité et finir par disparaître. »

J'ai lu avec beaucoup d'intérêt le travail de M. le docteur

Bulard sur la peste orientale, mais j'y ai trouvé une lacune que ce savant et courageux médecin pouvait peut-être seul combler, et qui aujourd'hui jetterait une vive lumière sur une question qui est loin d'être résolue. Que mon honorable confrère me permette donc de lui adresser publiquement les questions suivantes, qu'il est dans les meilleures conditions pour pouvoir résoudre :

1° Pense-t-il qu'un individu atteint de peste spontanée, en dehors de tout foyer d'infection, de toute influence épidémique, puisse, à l'air libre et pur, communiquer sa maladie à une ou plusieurs personnes par le contact médiat ou immédiat, s'il n'a été qu'instantané?

2° Combien de temps, selon lui, le virus pestilentiel peut-il conserver la propriété de produire la maladie dont il n'est que le germe, soit en le conservant comme le virus vaccin, soit en l'abandonnant à sa propre destruction?

3° Puisque la sphère d'activité des malades n'est, selon M. le docteur Bulard, qu'une des formes de la contagion de la peste, pense-t-il que les miasmes qui se dégagent du corps des malades puissent se fixer sur une lettre ou sur le petit morceau de parchemin qui recouvre le bouchon d'une bouteille, et conserver encore, en arrivant en France, assez d'énergie pour donner la peste à ceux qui auraient l'imprudence de toucher ces objets sans les avoir préalablement exposés à l'air ou purifié d'une autre manière?

4° Quelle est l'action du virus ou des miasmes pestilentiels sur la race canine ou les autres animaux, et peut-on par inoculation produire à volonté cette maladie sur l'homme?

5° Quelle est la force de rayonnement des miasmes pestilentiels, et à quelle distance peut-on visiter un pestiféré, hors d'un foyer d'infection, sans crainte de contracter la maladie?

6° Les vêtements et autres objets provenant des morts ou des malades pestiférés, qui ont été conservés sans être purifiés, sont-ils considérés comme étant l'unique cause des recrudescences de peste, en dehors des conditions qui favorisent le développement de cette maladie?

7° Enfin, quelle est la période d'incubation de la peste, et combien de temps la maladie peut-elle rester latente dans l'économie animale?

C'est dans l'intérêt de la science, de la vérité, de nos relations commerciales, que je sollicite des médecins, qui ont si souvent exposé leur vie sur les lieux mêmes où régnaient les épidémies de peste, une réponse aux questions que je viens de poser.

N'est-il pas surprenant que la fièvre jaune étant contagieuse, ne se montre que là où il existe un foyer d'infection pour produire les miasmes, et une chaleur suffisante pour leur donner le degré d'activité nécessaire; qu'elle ne se soit communiquée que dans la Péninsule, où l'on n'a jamais pu s'en garantir, tandis qu'elle n'a jamais éclaté dans les autres ports de l'Europe, où pendant très longtemps on n'a pris aucune mesure pour s'en préserver; qu'enfin, elle ne soit pas répandue ailleurs qu'en Espagne, quoiqu'il soit arrivé dans divers ports des malades atteints de fièvre jaune, ainsi qu'on l'a vu à Marseille, à Brest, à Livourne, dans des ports d'Angleterre, et tout récemment à Saint-Nazaire!

Si les partisans de la contagion et des anciennes mesures sanitaires sont de bonne foi, si leur opinion est la conséquence d'une conviction raisonnée, pourquoi n'ont-ils pas protesté en masse contre la loi du 11 juillet 1835, si contraire à leurs principes, et contre toutes les modifications qu'on a fait subir au code sanitaire depuis 1849 jusqu'à ce jour? Pourquoi ne demandent-ils pas la mise en séquestration de l'hôpital Saint-Louis, où probablement il y a dans ce moment-ci des lépreux en traitement, et la formation d'un cordon sanitaire autour de cet établissement? Pourquoi ne font-ils pas la même demande lorsqu'ils observent des cas de typhus ou de fièvre typhoïde dans les hôpitaux, puisqu'ils ont fait faire, avant 1845, *dix jours de quarantaine* à trois navires venant du Sénégal sans malades à bord pendant leur traversée ni au moment de leur déclaration à l'autorité sanitaire, mais seulement parce qu'ils étaient porteurs de patentes qui déclaraient qu'on avait observé dans le pays quelques cas de fièvre typhoïde? Cette mesure était d'autant plus absurde que, quelques jours avant l'arrivée de ces navires, j'avais eu l'occasion de voir à l'hôpital Saint-André de Bordeaux plusieurs malades atteints de fièvre typhoïde, et contre lesquels on ne prenait aucune mesure pour prévenir l'extension de la maladie. Pourquoi permettaient-ils, comme je l'ai vu souvent, à certaines familles de venir augmenter à bord des navires en quarantaine l'encombrement qui y existait déjà, et fournir par conséquent à la maladie, si elle venait à se déclarer, de nouveaux moyens d'extension? Pourquoi ne réclamaient-ils pas contre la faculté qu'on laissait aux passagers et à l'équipage des navires en patente brute de fièvre jaune, de choléra et de peste, d'emporter, lors de leur admission à la libre pratique, le linge qui avait servi à leur usage dans les lieux infectés, pendant la traversée et leur quarantaine aux lazarets, sans y avoir été assaini et purifié autrement que par l'exposition à l'air; encore cela n'avait-il pas lieu, on le comprend, pour le linge des femmes?

Si les partisans de la contagion ont gardé le silence ou n'ont protesté que très timidement chaque fois qu'on a apporté quelques modifications aux mesures sanitaires, c'est qu'ils ont vu que leur système faux était démasqué; que les comédies sanitaires qui se jouaient dans les lazarets, et dont ils étaient les acteurs, n'inspiraient plus que le mépris et la pitié à ceux qui en étaient les spectateurs; que la machine administrative fonctionnait mal ou pas du tout; qu'elle laissait tomber en discrédit le service sanitaire, et qu'il ne reprendrait sa force et ne deviendrait utile que lorsque le Gouvernement aurait fait disparaître de la loi sanitaire tout ce qu'elle a d'absurde et de nuisible à tous les intérêts.

De tout ce qui précède, je suis en droit de conclure :

1° Que le service sanitaire n'ayant pas toujours eu pour but la conservation de la santé publique, n'a que peu ou point répondu aux espérances que l'on avait fondées sur son organisation; 2° que le choléra n'est point une maladie virulente ou contagieuse; que son mode de propagation ne peut être rigoureusement démontré, mais que l'expérience prouve qu'on peut dores et déjà cesser de lui appliquer les mesures dont les autres maladies sont encore l'objet; 3° que de toutes les maladies exotiques dont on craint l'importation, la peste est la seule à laquelle on puisse, avec quelque raison, appliquer le mot *contagion*, à cause du doute dans lequel nous sommes encore sur sa nature contagieuse, de la grande activité de ses miasmes et de l'affinité qu'ils ont pour l'économie humaine; 4° que l'utilité des lazarets n'a été si longtemps contestée que parce que les mesures contradictoires qui y étaient prises et le mode de déchargement, d'assainissement et de purification qu'on y suivait n'offrait aucune garantie à la santé publique, et qu'enfin le code sanitaire et les règlements locaux avaient besoin de subir une grande et prompte réforme.

Mais pour démontrer que cette réforme était utile, indispensable même, il faut encore prouver qu'elle était rigoureusement réclamée, tant par les anomalies qui existaient dans la loi que par le besoin que nous avions de posséder un code sanitaire intelligible et basé sur l'observation des faits pratiques dont la science s'est enrichie depuis que les médecins ont pu aller dans toutes les parties du globe à la recherche de la vérité.

Pour avoir une connaissance parfaite de la machine administrative sanitaire, il faut en observer séparément tous les ressorts, et on ne peut arriver à ce résultat qu'en vivant dans un lazaret, qu'en étudiant le service dans ses moindres détails et qu'en s'assurant s'il est toujours rationnel de laisser la pratique marcher aveuglément et avec une obéissance passive sur les pas qu'une fausse théorie lui a tracés. C'est avec le souvenir de ces observations que je vais tâcher de résoudre la question de l'utilité des modifications qui ont été apportées à la législation sanitaire, touchant les mesures qui étaient prises à l'égard de la fièvre jaune, du choléra, du typhus et de la peste, sous l'empire de la loi du 3 mars 1822, de l'ordonnance royale du 7 août de la même année, des observations et pratiques générales pour les quarantaines, des règlements locaux et des diverses lettres ministérielles.

Bien qu'il soit contre toutes les règles de la justice et du droit qu'on soit juge et partie dans sa propre cause, c'est cependant ce qui arrivait journellement sous le régime de la loi précitée, puisque les Intendances sanitaires étaient en général composées de négociants et d'armateurs. Dès lors, comment ne pas supposer, sans y ajouter du reste aucune idée offensante, que le chapitre des considérations a présidé bien souvent aux délibérations de ces administrations gratuites, et qu'obligées de prononcer entre leur intérêt personnel ou celui de leurs amis et la stricte application des mesures sanitaires auxquelles la plupart ne croyaient pas, celles-ci n'aient pas souvent été volontairement éludées?

D'ailleurs, les limites auxquelles devaient s'arrêter les décisions des Intendances étaient tellement mal définies par l'art. 33 de l'ordonnance royale, que ces administrations pouvaient passer de la justice à l'arbitraire, tout en paraissant ne pas avoir franchi les bornes de leurs attributions. Comment, en effet, ne s'est-on pas aperçu en rédigeant cette loi qu'elle laissait une trop grande latitude aux Intendances sanitaires, qu'elle ne serait jamais appliquée partout d'une manière uniforme, et que l'ignorance, la peur, le caprice, l'intérêt personnel, l'interpréteraient tantôt dans un sens, tantôt dans un autre ! Cela n'est point de ma part une supposition gratuite, et je vais me contenter d'en donner une preuve, bien qu'il me fût facile de les multiplier : Deux navires partirent en même temps de la Havane, en patente brute de fièvre jaune, et arrivèrent dans deux ports de France différents, dans les mêmes conditions sanitaires, n'ayant eu ni morts, ni malades pendant le séjour et la traversée, ni aucune communication suspecte. Celui qui était destiné pour le Havre ne fit dans ce port que *cinq* jours de quarantaine, tandis que celui qui vint à Bordeaux y fut condamné à une quarantaine de *quinze* jours. Les passagers débarqués au Havre vinrent complimenter leurs amis, encore séquestrés au lazaret de Bordeaux, sur le choix de leur destination, et leur faire l'éloge de l'uniformité des mesures sanitaires en France.

Cette manière de procéder a eu pendant plus de trente ans des conséquences très graves pour les intérêts du commerce de Bordeaux, car en supposant le navire qui a purgé sa quarantaine au lazaret de Bordeaux, équipé de 15 hommes, dépensant chacun, tout compris, trois francs par jour, l'armement a eu à débourser 450 fr. de frais de plus qu'il ne l'aurait fait si le navire avait été expédié au Havre, sans compter l'intérêt de la valeur de la marchandise pendant dix jours, et ce qu'il a dû payer pour visites sanitaires, fumigations, séjour à bord d'un pilote et d'un garde-santé, etc. Il arrivait aussi quelquefois que les passagers qui avaient affrété le navire, en tout ou en partie, préféraient se rendre dans les ports de France les plus tolérants en matière sanitaire ou même en Angleterre pour passer de là en France, les Anglais ne faisant jamais faire quarantaine pour la fièvre jaune quand il n'y avait pas de malades à bord des navires.

S'il y avait des Intendances trop rigoureuses et d'autres qui quelquefois ne l'étaient peut-être pas assez, cela tenait à ce que chacun interprétait la loi à sa manière, et à ce qu'il n'y avait pas, comme aujourd'hui, à la tête de l'Administration sanitaire, un agent du Gouvernement pour la ramener à exécution; que les uns voyaient partout et toujours la fièvre jaune avec sa figure safranée, et voulaient peut-être aussi fiscaliser un peu, tandis que les autres, ne voyant le danger que là où il était réellement, agissaient avec une sage prudence, et, tout en prenant les intérêts de la place de commerce à laquelle ils appartenaient, savaient remplir envers leurs concitoyens l'engagement qu'ils avaient pris de veiller avec sollicitude à la conservation de leur santé.

Tant qu'on a laissé exister dans la loi ces mots : *patente suspecte*, de 8 à 20 jours; *patente brute*, de 20 à 40 jours, de nombreux abus n'ont cessé d'exister; jamais on n'a traité dans tous les ports les provenances d'une manière uniforme, bien qu'elles fussent absolument dans le même cas; jamais enfin on n'a pu avoir un service sanitaire organisé d'une manière régulière. Si un navire était suspect, il fallait lui imposer une quarantaine d'un nombre de jours déterminé à l'avance par la loi, sans s'occuper si l'omission d'un point ou d'une virgule sur la patente la rendrait plus ou moins suspecte.

Si le navire n'était pas suspect, il fallait l'admettre de suite à la libre pratique, après s'être assuré, par la teneur de la patente et la déclaration du capitaine, qu'il était dans des conditions sanitaires favorables, et cela sans visites de médecins ni fumigations, car il n'était rationnel d'employer ces mesures qu'à l'égard de ceux qui faisaient quarantaine. Comme on n'agissait pas ainsi, on entendait dire aux membres des Intendances sanitaires, suivant les localités : Ce navire paraît suspect; il est très suspect; il est infecté; il est pestiféré; et de là des quarantaines de 5, 10, 20, 25, 30 et 40 jours, suivant les ports, un ou plusieurs garde-santé à bord, des visites de médecins le long du bord, des parfums, etc.

Les articles 33 et 34 de l'ordonnance royale du 7 août prescrivaient d'imposer des quarantaines plus longues sur les côtes de la Méditerranée que sur celles de l'Océan et de la Manche, et on lisait à la page 39 de l'instruction concernant la police sanitaire : « La chaleur du climat étant une des cir- » constances qui influent le plus fortement sur la propagation » de la contagion, les quarantaines devront en général être » moins longues lorsque le lieu d'arrivée sera situé plus au » Nord. » Si on se rappelle ce que j'ai dit plus haut relativement à l'influence de la chaleur sur le développement des maladies réputées contagieuses, on comprendra qu'on pouvait acquérir dans un temps plus court la certitude sur les côtes de la Méditerranée, qu'un navire ne contenait ni miasmes, ni virus, ni germes pestilentiels, qu'on ne pouvait le faire sur celles de l'Océan et de la Manche, où la température plus froide devait nécessairement retarder leur développement; par conséquent, les quarantaines devaient être plus longues dans les lazarets de l'Océan et de la Manche que dans ceux de la Méditerranée, toutes choses égales d'ailleurs. Soutenir le contraire ne serait-ce pas admettre, contre toutes les règles de l'observation, que la période d'incubation du virus vaccin est plus courte en hiver qu'en été; ne serait-ce pas poser en principe que la germination du café, du coton et autres graines d'Amérique aura lieu plutôt dans le Nord de l'Europe que dans le Midi de la France?

Un navire autrichien, *Comte-de-Goess*, venant d'Odessa, en destination de Bordeaux, chargé de bois, et ayant touché à

Constantinople pour y prendre son firman seulement, sans aucune espèce de marchandises, entra dans le port de La Rochelle en relâche forcée. L'Intendance sanitaire de cette ville, contrairement, il est vrai, à l'article 39 de l'ordonnance royale du 7 août, fixa la quarantaine de ce navire à *cinq jours*. Après l'expiration de la quarantaine, le capitaine et son équipage communiquèrent avec les habitants, et le navire appareilla deux jours après pour se rendre à Bordeaux. Mais arrivé au lazaret de ce dernier port, il y fut considéré comme n'ayant pas été légalement jugé par l'Intendance sanitaire de La Rochelle, et condamné à faire une quarantaine de rigueur de *vingt-cinq jours*, avec déchargement, deux garde-santé, deux pilotes à bord, car il en avait un de La Rochelle, parfums, visites de médecins, etc., etc. La loi le voulait ainsi, me dira-t-on; sans doute, et c'est pour cela que le Gouvernement a bien fait de la réviser, et qu'il aura raison de ne pas la remettre en vigueur, malgré les réclamations des ultrà-contagionnistes. Peut-on voir, en effet, une plus grande inconséquence que celle de faire faire vingt-cinq jours de quarantaine à un navire chargé de bois, qui en avait déjà fait cinq, et qui, trois jours avant, était en libre pratique dans un port de France voisin? Ces mesures étaient d'autant plus inutiles et absurdes, que ce navire n'était nullement suspect relativement à sa provenance et à sa cargaison; les hommes seuls pouvaient donc l'être, puisqu'ils avaient touché à Constantinople, et que quelques uns d'entre eux y avaient peut-être acheté des effets provenant d'individus morts de la peste. Malgré cela, tout le linge de l'équipage ne reçut d'autre purification pendant la quarantaine que la simple exposition à l'air, ingénieuse manière d'assainir qu'il avait bien eu le temps et l'occasion de mettre en pratique pendant une longue traversée de près de trois mois.

D'après une circulaire ministérielle, tout le chargement des navires venant directement du levant ou y ayant relâché, devait être mis à terre, et d'un autre côté la loi voulait que les navires sujets au déchargement restassent cinq jours vides avant l'expiration de la quarantaine. Cette prescription avait pour but de permettre à l'autorité sanitaire de s'assurer que, parmi un chargement de bois, par exemple, il n'y avait pas d'objets de nature susceptible, et aussi de rendre plus facile la purification du navire. Eh bien! au lazaret de Bordeaux, on laissait toujours à bord au moins le tiers de la cargaison pour lest. On voit, d'après cela, qu'on ne prenait à l'égard de ces navires si redoutables que des demi-mesures. Le navire en quarantaine était accosté bord à bord par un bateau gréé de cordages et de voiles du genre susceptible, et monté par des hommes en libre pratique, qui se trouvaient à une distance très rapprochée des marins quarantenaires, puisqu'ils recevaient d'eux, de la main à la main, le bois et les autres objets de nature non susceptible qui pouvaient être livrés; et les marins en libre pratique, une fois leur bateau chargé, partaient pour Bordeaux et revenaient cinq ou six fois pendant le cours de la quarantaine se coller ainsi pendant des journées entières au flanc du navire suspect ou réputé tel. C'est là ce qu'on appelait prendre des mesures de précaution capables de prévenir l'introduction des maladies contagieuses.

Quant aux procédés de purification qui étaient en usage dans les lazarets, je n'ai jamais pu comprendre qu'ils aient été de nature à annihiler les miasmes et les virus qu'auraient pu recéler les marchandises.

Voudrait-on parler par hasard du contact répété des portefaix avec la marchandise, ce qui a paru être le seul moyen de s'assurer qu'elle ne contenait aucun germe contagieux? Mais il me semble que ce moyen était tout à fait impuissant, quoique les portefaix fissent ici l'office de pierre de touche, car toutes les balles de coton ou d'autres marchandises n'étaient pas maniées tour à tour par chacun d'eux; toutes pouvaient très bien ne pas recéler un principe contagieux, et celles qui en auraient contenu pouvaient aussi n'être touchées que par quelques-uns de ces hommes à organisation privilégiée, n'ayant aucune de ces prédispositions occultes qui rendent les individus aptes à contracter une maladie contagieuse, présentant enfin de ces constitutions réfractaires qui n'ont aucune affinité pour les virus ou pour les miasmes, qui peuvent impunément s'exposer à tous les foyers d'infection et en sortir cependant intacts. Ainsi, admettre le système du contact, c'est partager l'erreur de ceux qui l'invoquent isolément comme une preuve de la non contagion des maladies même les plus virulentes.

Voilà donc les procédés ingénieux mis en usage en France jusqu'en 1849, pour purifier, assainir les marchandises, et s'assurer qu'elles ne contenaient aucun germe contagieux. Ces moyens ont pu suffire à l'ignorance, à la crédulité de ceux qui n'étaient pas à même de les apprécier à leur juste valeur, mais ils étaient trop peu en rapport avec nos connaissances chimiques pour que les médecins pussent s'en contenter plus longtemps. Convaincu de cette idée, j'adressai en 1846, à M. le Ministre du Commerce, un Mémoire à l'effet de remplacer, dans les lazarets, l'ancien mode de purification et d'assainissement des marchandises et des effets, par un système plus rationel, offrant toutes les garanties que la santé publique a le droit d'exiger, plus expéditif et moins dispendieux, et voici ce qu'il me répondit : « L'Académie royale de » Médecine a été consultée diverses fois sur les moyens de » désinfection analogues à ceux que vous proposez : toujours » elle a répondu que, pour juger ces moyens, il fallait avoir » recours à l'expérience; qu'avant de chercher les agents les » plus propres à détruire les germes contagieux qu'on suppose » renfermés dans les marchandises venant d'un pays infecté » par la peste, il fallait constater l'existence d'un principe » contagieux. Or, les diverses expérimentations proposées » pour décider la question de savoir si la peste est transmis» sible par des marchandises, ont toujours été jugées telle» ment graves, tellement difficiles, que l'Administration » sanitaire de Marseille n'a jamais consenti à les autoriser » dans l'intérieur du lazaret confié à sa surveillance. »

Voilà donc une administration omnipotente, composée d'hommes très honorables, sans doute, mais plus aptes à apprécier les qualités de denrées coloniales qu'à comprendre une question de science, qui n'a *jamais consenti* à laisser le Gouvernement organiser des expériences dans le lazaret confié à sa surveillance : et quelle surveillance? Jugez-en.

En 1831, M. Alby aîné, alors membre de l'Intendance sanitaire de Marseille, adressa, à M. le Ministre du Commerce, un Mémoire dans lequel on lit ce qui suit : « Les abus qu'à chaque » pas on rencontre dans le lazaret et ses dépendances, et les » infractions qui s'y commettent, finiront par introduire la » peste dans la ville, si l'on n'y coupe court. Il paraît que » M. le capitaine Delmas (c'était alors le directeur du lazaret) » est en position de tout faire au lazaret sans craindre d'être » blâmé, et malheur à qui oserait élever la voix contre lui! » Eh bien! je l'élèverai toutes les fois que je le trouverai en » faute; je n'ai aucune faveur à attendre de lui, aucune car- » gaison à placer en lieu choisi; je n'ai à faire sortir en con- » trebande, ni vin, ni tabac, ni châles, ni tissus, ni rien » enfin. » Voilà la garantie qu'offrait le lazaret de Marseille à la santé publique, avant que le service sanitaire fût centralisé comme il l'est aujourd'hui.

Ces faits, qui ne devraient être ignorés de personne à Marseille, n'ont pas empêché la population de cette ville, et la presse qui lui sert d'écho, d'accuser l'administration sanitaire de n'avoir pas pris les mesures nécessaires pour empêcher la dernière épidémie de choléra de se montrer ailleurs que dans le lazaret. L'administration sanitaire doit être exonérée de ces reproches injustes, et Marseille, comme les autres villes, doit s'attendre, quoi qu'on fasse, à subir des épidémies dont le germe leur sera importé par les navires et les chemins de fer.

Cette perspective est désespérante, j'en conviens; mais qu'y faire? Supprimer la navigation et les chemins de fer? Mais l'air! Il est bien aussi pour quelque chose dans ces maladies épidémiques qui se développent sans cause connue, et quels moyens employer pour empêcher sa libre circulation?

L'Angleterre, qui comprend ses intérêts commerciaux tout aussi bien que nous les comprenons nous-mêmes, a toujours eu des lois sanitaires plus larges et plus sages que les nôtres, et a su s'affranchir sans crainte du joug sous lequel nous ont tenu pendant bien longtemps ces puissances chez lesquelles la botte de foin, le vinaigre, la gomme et l'encens, le nitrate de potasse et le soufre, étaient et sont peut-être encore en honneur comme moyens de purification, et qui avaient la prétention d'avoir des Lazarets modèles. Est-ce à dire qu'en Italie et en Espagne le corps médical était solidaire de pareilles énormités? Non, sans doute; mais là comme ailleurs, le service sanitaire était régi par des hommes dont les connaissances en histoire médicale, en hygiène, en physique, en chimie, etc., étaient tellement bornées, qu'ils ignoraient et qu'ils niaient dans les sciences les choses mêmes d'une évidence géométrique.

Au Lazaret de Livourne appelé San-Giacomo, et qui est destiné à recevoir toutes les provenances de l'Égypte et de la Turquie, on ne purifiait ni le linge sale, ni les vêtements des passagers en quarantaine venant des pays pestiférés.

Au Lazaret de Rothem Thurm, la durée de la quarantaine était en raison de la qualité des passagers. D'après le docteur Brayer, un général français venant de Constantinople n'y aurait fait qu'une quarantaine de *deux heures*, et un autre passager n'y aurait passé que peu de jours. Des magistrats de santé, comme on les appelait, qui comprenaient de cette façon le service sanitaire, étaient-ils bien fondés à récriminer contre les mesures qu'on prenait en France et à vouloir nous contraindre à les imiter?

Le docteur John Howard, qui a écrit un ouvrage intitulé : *Recherches sur les principaux Lazarets de l'Europe*, fit une quarantaine de quarante-deux jours dans le Lazaret de Venise, afin de connaître les mesures sanitaires que l'on y prenait contre la peste, et l'on trouve dans son ouvrage le passage suivant, dont on pouvait appliquer les dernières lignes à nos Lazarets de France avant que le Gouvernement actuel n'ait changé leur organisation : « Les Vénitiens, dit-il, furent » autrefois une des premières nations commerçantes de l'Eu- » rope, et les règlements pour faire la quarantaine dans leur » Lazaret sont sages et bons; mais maintenant, dans toutes » les parties que j'ai été à même d'examiner, il y a un tel » relâchement, une telle corruption, que cela rend la quaran- » taine presque inutile, et qu'elle n'est guère plus qu'un

» établissement pour procurer des places à des infirmes et à » des employés. »

Si les partisans des vieilles mesures sanitaires persistent à soutenir que le déchargement des navires et le transport des marchandises dans les Lazarets sont indispensables pour empêcher le développement des miasmes pestilentiels hors de ces établissements, il me semble que cette pratique, si onéreuse pour le commerce, loin d'atteindre ce but, doit produire l'effet contraire. En effet, les balles de coton, de laine et autres objets suspects, et qui, d'après la loi, ne pouvaient être touchés sans danger qu'après l'expiration d'une quarantaine de 20 à 25 jours, étaient mis en purge dans des cours y affectées. Eh bien! je suppose, cela est arrivé très souvent, qu'un chat s'introduise dans le Lazaret, qu'il y touche les marchandises non encore purifiées, et qu'il rentre au foyer domestique dans cet état de suspicion : il y sera, sans aucun doute, touché par quelqu'un qui, d'après la loi, peut contracter la peste, la pelleterie étant du genre *très susceptible:* la peste peut donc être introduite en ville.

Si l'on m'objecte qu'une surveillance est ou doit être exercée pour empêcher l'introduction de ces animaux dans les Lazarets, sans m'avouer vaincu je passerai condamnation pour le chat; mais je dirai : Si, après s'être promené sur les marchandises suspectes, un rat quarantenaire, pour qui rien n'est sacré, foule aux pattes les règlements sanitaires et qu'il aille hors du Lazaret communiquer avec son espèce ou se faire manger par le chat dont je parlais tout à l'heure, la santé publique en sera-t-elle moins compromise? Et les oiseaux qui viennent prendre du coton pour faire leur nid avant que cette marchandise ait subi son entière purification, ne peuvent-ils pas également porter à l'extérieur les germes de la peste? Il est probable que si chaque balle de coton ou autre marchandise n'avait pas payé 4 fr. 50 de droits d'entrée et de prétendue purification dans certains Lazarets; que si les recettes de ces établissements eussent été centralisées dans les caisses de l'État et que les dépenses qu'on y faisait eussent été soumises au contrôle de la cour des comptes, les Intendances sanitaires n'auraient pas autant tenu au déchargement des marchandises, ni même à d'autres mesures probablement fiscales et certainement bien inutiles.

Qu'on ne m'accuse pas d'employer ici l'arme du ridicule pour discréditer le système de défense sanitaire ou pour demander qu'on détruise d'un seul coup ces remparts de la santé publique que les canons de toutes les révolutions ont respectés. Bien que je convienne que les mesures fiscales, absurdes et inutiles qu'on y prenait soient peu faites pour militer en faveur du maintien de ces établissements, ce n'est pas une raison pour en demander l'abolition, quoique le gouvernement des États-Unis ait toujours su se débarrasser de ces gênantes précautions et qu'il n'ait jamais eu à s'en repentir.

La loi était sage quant au fond; elle était mauvaise seulement quant à la manière rigoureuse et contradictoire dont on en faisait l'application : il fallait donc l'améliorer, la modifier, la refaire même, et non pas la détruire, car la patience qui dénoue est toujours préférable à la violence qui coupe.

Le docteur Aubert-Roche, à la suite des études qu'il fit en Égypte pendant les deux épidémies de peste de 1835 et de 1837, acquit la conviction que la période d'incubation de la peste n'a jamais dépassé huit jours. Pendant qu'en France on se livrait à grand bruit à la controverse sur cette importante question, l'Angleterre la faisait étudier en silence et presqu'en secret par une commission uniquement formée de médecins, et l'enquête à laquelle se livra cette commission confirma la réalité et l'exactitude de tous les faits énoncés par notre compatriote, et montra comme entièrement exempte de dangers une réforme prompte et radicale dans le système des quarantaines. La doctrine du docteur Aubert-Roche fut mise à profit par l'Angleterre et l'Autriche, qui, comprenant mieux leurs intérêts commerciaux que les autres nations, s'empressèrent de rompre tout d'un coup la chaîne qui les liait au vieux parti sanitaire de l'Europe, en recevant sans aucune entrave les provenances du levant, tandis qu'en France on continuait à les soumettre à des quarantaines rigoureuses. De telle sorte que nos ports de la Méditerranée, qui servaient d'entrepôt et de transit à toutes ces provenances, se virent menacés d'une redoutable concurrence par Portsmouth et Trieste, puisque les voyageurs partant d'Alexandrie par un bâtiment anglais et voulant venir à Paris, gagnaient huit jours en débarquant en Angleterre, et évitaient en outre le désagrément d'une séquestration en quarantaine.

La connaissance de ces faits, qui devaient avoir les conséquences les plus désastreuses pour nos relations avec le levant, fit surgir de toutes parts en France de nombreuses réclamations à l'effet d'obtenir des modifications dans notre législation sanitaire; et le Ministre du commerce, vivement pressé par les chambres législatives, les chambres de commerce, la presse médicale et la presse politique, de faire droit à ces légitimes demandes, se décida enfin, *cinq ans après,* à demander à l'Académie de Médecine un rapport sur le côté purement scientifique de la question. Ce corps savant nomma une commission pour s'occuper de ce laborieux et difficile travail; cette commission formula ses conclusions, qui ont servi de base à la nouvelle législation sanitaire qui nous régit aujourd'hui, et qui a été promulguée par décrets du président de la république en date des 10 août 1849 et 21 décembre 1850.

L'Intendance sanitaire de Marseille, qui avait plutôt subi qu'accepté les légères modifications apportées aux règlements sanitaires par l'ordonnance royale du 18 avril 1847, touchant les provenances de la Turquie d'Europe, de la Turquie d'Asie et de l'Égypte, et les derniers règlements quarantenaires inscrits dans le décret du 10 août 1849, cherchait tous les moyens de prendre sa revanche et de ressaisir le pouvoir absolu dont elle avait abusé pendant si longtemps. Aussi, un conflit qui faillit un moment avoir des conséquences désastreuses éclata-t-il entre l'autorité centrale et elle. Elle commença par vouloir imposer de son chef une quarantaine aux navires qui venaient des pays où régnait la fièvre jaune. L'apparition du choléra à Tunis et à Malte la décida à se mettre en révolte ouverte contre le Ministre du commerce. Dès le 15 juillet elle avait mis en quarantaine, contrairement aux règlements sanitaires, les navires provenant des pays où régnait le choléra; le Ministre donna ordre, par le télégraphe, de lever la quarantaine; l'Intendance sanitaire maintint l'ordre qu'elle avait donné; le Ministre, s'apercevant alors qu'il y avait un pouvoir dans l'état qui faisait échec à celui du Gouvernement, prit une décision devenue indispensable, et prononça la révocation de l'Intendance en même temps qu'il concentrait tous les pouvoirs entre les mains d'un commissaire extraordinaire, M. le docteur Mélier, membre de l'Académie de Médecine et du Comité consultatif d'hygiène. Mais il eut tort de prescrire une quarantaine d'observation de trois jours au moins et de cinq jours au plus, et qui pouvait être prolongée encore de cinq jours dans le cas où il y aurait des morts à bord des navires. Ce mélange de violence et de faiblesse eut le résultat qu'on pouvait prévoir : l'irritation fut à son comble, surtout à cause du ressentiment qu'avait éprouvé la cité de la nomination d'un étranger aux fonctions qu'elle avait l'habitude de confier aux hommes de son choix. La ville fut bientôt en émoi, et, devant une population menaçante, le Ministre fut obligé de reculer. Une dépêche ministérielle donna au préfet la faculté d'adjoindre au commissaire extraordinaire trois conseillers municipaux à titre consultatif. C'était tout simplement rétablir de fait l'Intendance sanitaire. C'est sous ces tristes auspices qu'est né le code sanitaire aujourd'hui en vigueur; et comme il se ressent de l'influence sous laquelle il a été rédigé, je vais examiner s'il n'est pas susceptible de recevoir quelques modifications.

L'article 4 du décret du 24 décembre 1850 sur la police sanitaire dit : « Tout navire qui n'aura pas de patente de » santé, lorsqu'à raison de sa provenance il devrait en être » muni, sera tenu en réserve pour la vérification de son état » sanitaire, et il pourra être soumis à une quarantaine d'ob- » servation de trois à cinq jours. »

Pourquoi faire subir une quarantaine de trois à cinq jours à un navire venant d'un lieu habituellement sain, dont on peut connaître à l'avance l'état sanitaire par les télégraphes électriques sous-marins, par exemple? Ce n'est certainement pas dans un but d'utilité pour la santé publique, mais bien pour obliger les capitaines à se conformer aux formalités prescrites par l'article précité. Mais il arrive souvent, et je l'ai vu bien des fois, que deux capitaines partant en même temps d'un pays parfaitement sain, l'un avait pris une patente de santé qui était nette, et l'autre, par oubli, par négligence ou par ignorance de ses devoirs, n'avait pas rempli cette formalité. Arrivés en France en même temps, le premier était admis de suite à la libre pratique, et le second était retenu en quarantaine, non à cause de son état de suspicion, puisque la patente de son collègue le mettait à l'abri, mais bien pour lui infliger une peine dont il était le seul à ne pas ressentir les effets. Ceux que la loi punit dans cette circonstance, et qu'elle ne devrait pas atteindre, ce sont les passagers, les chargeurs et l'armateur. L'armateur, par le temps que perd le navire en quarantaine, les frais de l'équipage, et quelquefois l'obligation de rester dix jours en rivière pour attendre une forte marée, vu le tonnage du navire, etc.; les chargeurs, par le retard qu'ils éprouvent à pouvoir livrer la cargaison, qui d'ailleurs peut subir une baisse considérable, si d'autres navires chargés des mêmes marchandises le devancent; enfin, les passagers, par le temps précieux qu'on leur fait perdre.

Qu'on inscrive dans la loi une pénalité sévère contre le capitaine oublieux de son devoir, sans préjudice des dommages-intérêts que seraient en droit de réclamer de lui les chargeurs, les passagers et l'armateur, et on verra alors bien peu de capitaines arriver sans être parfaitement en règle.

Art. 5. — « Dans les pays étrangers, les patentes sont délivrées aux bâtiments français par nos agents consulaires. Là » où il n'y a pas d'agents consulaires français, les patentes » doivent être demandées aux autorités du pays. »

La déclaration de ces autorités ne doit inspirer en France qu'une confiance médiocre, puisque j'ai vu plusieurs fois des navires venant de la Havane, de Tampico et de la Vera-Cruz avec des patentes *nettes* des autorités locales, et des patentes *brutes* délivrées par nos consuls le même jour et aux mêmes capitaines.

Art. 8. — « Il est défendu à tout capitaine :

» 1° De se dessaisir de la patente prise au point de départ » avant d'être arrivé à sa destination ;

» 2° De prendre et d'avoir à bord d'autre patente que celle » qui lui a été délivrée audit départ;

» 3° D'embarquer sur son bord aucun passager ou autre » individu qui paraîtrait atteint de maladie pestilentielle, etc., » etc. »

Obliger les capitaines à se conformer à cette prescription, c'est leur dire : Vous ne relâcherez, quoi qu'il arrive, que dans des ports français, et vous ne prendrez charge que dans un seul endroit. Dans le cas contraire, vous subirez toujours en arrivant en France, lors même que votre état sanitaire serait parfait, une quarantaine plus ou moins longue. En effet, j'ai vu souvent des capitaines venant de Valparaiso, et ayant relâché à Rio-Janeiro pour y compléter leur chargement ou pour toute autre cause, être dans l'impossibilité de pouvoir présenter la patente prise au point de départ, parce qu'au lieu de relâche elle leur avait été retenue par les autorités brésiliennes. Il faut donc créer une exception en faveur des navires qui offrent cette particularité, puisqu'il ne dépend pas du capitaine de pouvoir garder une patente qui lui est retirée par les administrations sanitaires étrangères, précisément pour le même motif qui fait que nous en exigeons l'exhibition.

Quant à la défense faite au capitaine d'embarquer à son bord aucun passager ou autre individu qui *paraîtrait* atteint d'une maladie pestilentielle, etc., elle me paraît tout au moins inutile, si même elle n'est pas une entrave à la liberté de voyager qu'ont incontestablement tous ceux que la loi n'a pas internés dans un endroit désigné. D'ailleurs, comment peut-on exiger d'un capitaine de navire, aussi instruit qu'il soit, qu'il puisse reconnaître si un individu *paraît* ou non atteint d'une maladie pestilentielle?

Dans le doute où le place son ignorance, et pour se conformer à la loi, s'il se présente un passager dont la peau offre une teinte ictérique, le capitaine peut supposer qu'il est atteint de fièvre jaune et refuser de le prendre. Qu'un second passager s'offre à lui porteur d'une adénite inguinale ou axillaire déterminée par une chaussure étroite, une excoriation ou une piqûre à la main, le capitaine peut voir là un bubon pestilentiel et refuser l'embarquement. Qu'un troisième lui arrive affecté d'une gastro-entérite chronique, ne sera-t-il pas soupçonné d'être atteint du choléra, et dans ces conditions, le capitaine osera-t-il l'embarquer? Le seul résultat auquel on arrive, en voulant exiger que les capitaines soient aussi des médecins, c'est de priver les armateurs des bénéfices que procurent les passagers et d'empêcher ceux-ci d'effectuer quelquefois un déplacement duquel peut dépendre leur santé ou leur fortune.

Titre II du décret du 21 décembre 1850.

Autorités sanitaires, attributions et ressort desdites autorités.

Art. 30. — « Les agents du service sanitaire sont chargés » sur les différents points du littoral, etc... Ils peuvent être » chargés, par délégation de leurs chefs de service, de procéder à la reconnaissance sanitaire des navires, d'accorder » la libre pratique et de délivrer des patentes et des bulletins » de santé. »

Art. 32. — « Les agents ordinaires et les employés du » service sanitaire seront pris, autant que possible, parmi les » agents du service des douanes. »

Il faut convenir que les puissances étrangères avec lesquelles nous sommes en relation de commerce, et qui reçoivent journellement nos navires marchands dans leurs ports, sont très faciles à satisfaire sous le rapport des garanties sanitaires que nous pouvons leur offrir. N'est-il pas surprenant qu'en France on transforme des douaniers en médecins malgré eux, chargés de reconnaître l'état sanitaire des navires, de les admettre à la libre pratique, de délivrer des patentes et des bulletins de santé?

Je sais très bien que MM. les douaniers sont en général

très experts dans l'art de percuter les barriques et de manier la sonde pour en connaître le contenu; mais j'avoue que je ne les croyais pas aptes à apprécier et à constater l'état sanitaire d'une contrée, de l'équipage et des passagers d'un navire; à lui accorder la libre pratique ou à le retenir en quarantaine, et à délivrer des bulletins de santé à des passagers.

Voilà donc des douaniers doués de la science infuse, abrités sous l'article 30 précité, qui exercent illégalement la médecine, au mépris de l'article 35 de la loi du 19 ventôse an XI, et au préjudice des médecins, seuls compétents en pareille matière. Est-ce qu'en France la spécialité ne serait plus qu'un non sens, et qu'un séminariste serait aussi apte à inspecter une armée qu'un maréchal de France?

Bien que les règlements sanitaires prescrivent de ne délivrer la patente et les bulletins de santé qu'après qu'un *médecin* aura visité l'équipage et les passagers, cette sage mesure n'est presque nulle part mise à exécution; les employés de préfecture ou les chanceliers attachés aux consulats sont toujours munis de patentes ou de bulletins de santé signés en blanc, qu'ils remplissent et délivrent aux capitaines ou aux courtiers qui leur en font la demande.

L'équipage et les passagers y figurent toujours dans un état de santé des plus satisfaisants; ce qui n'empêche pas quelques-uns d'entre eux d'être atteints de maladies aiguës ou chroniques, et de succomber souvent peu de jours après leur départ, ou de demander, comme nous le voyons souvent à Pauillac, leur débarquement avant que le navire prenne la mer, se trouvant dans l'impossibilité d'entreprendre le voyage. Il arrive alors que l'autorité sanitaire, s'en rapportant à l'énoncé de la patente et des bulletins, impose une quarantaine au navire pour avoir perdu dans la traversée un ou plusieurs individus qui, d'après la patente, jouissaient de la plus florissante santé au moment de leur départ.

Si, au lieu de s'en rapporter bénévolement à des patentes de santé illusoires, les autorités exigeaient, comme le veut la loi, un bulletin de santé de chaque passager, et que les médecins chargés de signer les patentes et les bulletins fussent *rigoureusement astreints* à visiter les matelots et les passagers, au lieu de se borner à certifier ce qu'ils n'ont pas vu, bien des navires qui font quarantaine en seraient dispensés.

En effet, si sur le bulletin de santé d'un passager le médecin déclare que celui à qui il est délivré est atteint d'une maladie quelconque, qu'il en soit fait également mention sur la patente, et que ce matelot ou ce passager vienne à mourir pendant la traversée, il sera plus naturel d'admettre qu'il a succombé à la maladie qu'il avait, qu'à celles dont on craint l'importation, surtout si les autres passagers et l'équipage se sont depuis lors maintenus en bonne santé. D'ailleurs, quel inconvénient y a-t-il à se conformer à cette mesure, qui est avantageuse pour le commerce, en ce qu'elle met l'autorité sanitaire à même de juger d'une manière plus certaine la cause de la mort? Je n'en vois qu'un : c'est de faire connaître au passager malade le diagnostic du médecin ; mais on peut l'éviter en cachetant le bulletin de santé et en le remettant au capitaine, qui serait exclusivement chargé d'en faire la remise aux autorités sanitaires, avec sa patente de santé, au moment de sa déclaration.

Dans les instructions concernant la police sanitaire, il est dit : « Les capitaines ne doivent négliger, pendant le voyage, aucun moyen de conserver la santé des individus qui sont sur leur navire, etc. » C'est là un simple conseil dont on tient rarement compte, car j'ai vu bien souvent des navires partant pour de très longs voyages, ayant à bord plus de cinquante passagers, et sans médecin embarqué. L'ordonnance royale du 4 août 1819, article 1er et 3, dit bien : « Tout navire expédié pour un voyage de long cours ou pour la pêche de la baleine et autres poissons à lard, doit avoir un chirurgien à bord lorsque l'équipage est de vingt hommes, non compris les mousses. » Les Champenois, qu'on imposait lorsque leurs troupeaux étaient composés de cent moutons, ne les formaient que de quatre-vingt-dix-neuf pour éviter l'impôt ; et les armateurs, pour éviter que la loi leur soit applicable, ne composent leurs équipages que de dix-neuf hommes ; loi singulière, qui met en dehors de l'espèce humaine les mousses et les passagers. Il en résulte que la santé, la vie même d'un grand nombre de passagers et de marins, est compromise en laissant au capitaine, d'après les ordonnances de *son médecin de papier* (1), l'administration de médicaments qui, entre des mains étrangères à la médecine, sont plus nuisibles qu'utiles.

Pour remédier à quelques-uns des inconvénients que je viens de signaler, il suffirait que la loi imposât à chaque capitaine l'obligation de prendre un médecin lorsque le nombre de marins et de passagers s'élèverait à vingt, et d'interdire à tout capitaine qui ne serait pas en position de pouvoir faire donner des secours médicaux, la faculté d'avoir à leur bord plus de dix-neuf personnes, équipage et passagers compris.

Bien des fois des passagers m'ont témoigné la crainte de voir se déclarer à bord, pendant la traversée, des maladies putrides appelées *nosocomiales*, et j'avoue que les déplorables conditions hygiéniques dans lesquelles se trouvaient placés tant d'individus condamnés pendant un temps plus ou moins long à ne recevoir aucun secours médical en cas de maladie, étaient bien faites pour faire naître un pareil sentiment.

Dans ces couches humaines ainsi superposées, on se presse, on se gêne, on s'empoisonne, et qui pis est, on s'infecte. On ne sait pas assez que l'homme est un poison pour l'homme; que son individu physique n'est pas seulement une fabrique de matières et de vapeurs délétères, mais une collection de manufactures composées d'alambics, de récipients, d'égouts, de robinets, de pompes foulantes et aspirantes, et de métiers battants; et cette collection de fabriques diverses est recouverte d'une peau qui est elle-même un atelier en pleine et continuelle activité : nous filtrons, nous distillons, nous évaporons, nous absorbons, nous faisons des produits chimiques jour et nuit, sans déclaration de patente, sans aucune répression de cette sage police qui a banni hors des villes les fabriques de poisons, et qui laisse en dedans l'homme lui-même, cette manufacture dangereuse, l'homme qui, comme

(1) Les marins ont donné le nom de *médecin de papier* à la petite brochure qui est jointe à chaque coffre embarqué à bord des navires.

un ouvrier ambulant, porte avec lui tous les instruments de ses insalubres fabrications!

Il est à regretter que notre loi sanitaire, qui laisse déjà tant à désirer sous bien des rapports, ne contienne pas de prescriptions uniformes relativement au mode de purification et d'assainissement à employer dans les Lazarets à l'égard des objets suspects. Deux moyens infaillibles pour annihiler les miasmes, les virus, les germes qu'on suppose être contenus dans les vêtements ou autres objets qui ont été en contact avec des individus morts ou malades de peste, de typhus, de fièvre jaune ou de choléra, se présentent cependant avec toutes les garanties qu'on est en droit d'exiger, puisque leur usage a été sanctionné par le temps et par l'expérience. Quelle preuve plus grande veut-on de l'efficacité des chlorures ou du chlore pour assainir et purifier, que les résultats qu'on a obtenus de leur usage à Sheeness, en 1785; à Winchester, en 1780; en Espagne, en 1800 et 1801; dans les caves sépulcrales de Dijon et dans les prisons de la même ville, en 1773; à l'île d'Amland, Pays-Bas, en 1801 et 1802; à bord de la frégate danoise *Frédérichtein,* dans les prisons de Coutances, à la même époque; à l'hôpital de Beaune, au Mont-Saint-Michel, en 1805; à l'hôpital militaire de Gênes, en 1807?

Je n'invoquerai plus que deux preuves, qui, à elles seules, suffiraient pour lever tous les doutes qu'on pourrait avoir sur l'avantage de ce procédé de purification; les voici : En 1815, à Macarsca (Dalmatie), la peste ayant atteint 609 personnes sur 1557 habitants, et en ayant déjà enlevé 556, on pensa à faire barraquer les gens valides en les séparant des malades et des suspects; cette seule mesure suffit pour arrêter le mal, qui, jusque-là, avait résisté à tout. Quand la peste fut éteinte, il fallut rendre aux héritiers les vêtements des morts, car on ne brûla rien. On étendit sur des cordes les vêtements salis par le pus, la sanie et les déjections; on fit dégager du chlore dans les lieux où se trouvaient ces vêtements, et, au bout de *cinq jours,* on les rendit sans qu'il en résultât rien de fâcheux, si ce n'est l'altération de certaines couleurs. (Rapport de M. Ségur-Dupeyron en 1834, au Ministre du Commerce).

M. Félix Darcet, membre de la Commission qui s'est rendue en Égypte pour y faire des recherches sur la peste, donnait à M. de Lasteyrie les détails suivants, extraits d'une lettre datée de Tripoli, le 14 juin 1819 :

« L'intérêt que vous prenez à tout ce qui peut être utile à l'humanité, m'engage à vous faire part des expériences que nous venons de faire ici avec les chlorures d'oxyde de sodium, afin de déterminer leur action sur le virus de la peste.

» Le point le plus important était de nous assurer si le virus pestilentiel pouvait résister à l'action des chlorures; il fallait, pour mettre ce résultat hors de doute, traiter par ces chlorures des vêtements couverts de sueur, de sang, de pus, laissés par des pestiférés lors de leur mort.

» Nous avons prié le vice-consul de France de nous procurer six habits; ils les acheta des parents de six individus morts la veille et l'avant-veille.

» Sous le rapport de l'infection, ces habits ne laissaient rien à désirer; ils étaient tachés de sang, de sanie et de sueur. Après que le consul eut dressé procès-verbal de l'état où ils se trouvaient, je les immergeai pendant seize heures dans une dissolution de chlorure de soude à 0,5° du chloromètre de Gay-Lussac. Après les avoir fait sécher, chacun de nous mit à nu une chemise et le reste du vêtement; les taches existaient encore, mais elles étaient beaucoup affaiblies. Nous nous couchâmes ainsi vêtus, et, après les avoir portés dix-huit heures, nous les quittâmes. Il y a huit jours que l'expérience est faite, et aucun de nous n'a éprouvé le moindre accident. »

Un autre mode de purification moins long, moins dispendieux, qui a été également expérimenté et qui a fourni les mêmes résultats avantageux entre les mains du docteur Aubert-Roche, c'est la chaleur. Appliquée aux personnes, elle doit varier entre 27° et 30° Réaumur, et pour les choses, la température pourra être élevée de 35° à 50° Réaumur, selon la nature des matières et leur plus ou moins grande susceptibilité. Quant à la durée de l'opération, elle doit être subordonnée à l'élévation de la température et doit être de 48 heures au moins et de huit jours au plus.

Bien que nous soyons depuis longtemps en possession de la découverte de ces puissants et infaillibles moyens de purification et d'assainissement, nous n'avons pas un seul de nos Lazarets qui soit pourvu de ce qui serait nécessaire pour en faire l'application.

On se préoccupe beaucoup trop en France de la possibilité de l'importation d'une maladie exotique par les hommes, et on ne craint pas assez de la recevoir par certaines importations contre lesquelles on devrait cependant prendre des mesures extrêmement sévères.

Nous recevons journellement une grande quantité de drilles ou chiffons provenant de l'Algérie, de la Turquie, de la Mer Noire, de l'Égypte, des États Barbaresques, d'Espagne, d'Italie, de tous les pays enfin où règnent endémiquement ou épidémiquement la peste, la fièvre jaune, le choléra et la variole. Ces chiffons, très suspects selon moi, devraient être, avant leur embarquement pour la France, soumis à une sévère purification par l'un des deux procédés sus-indiqués, et sous la surveillance d'un employé français commissionné agent sanitaire. Les colis, une fois sanifiés, seraient revêtus du cachet du consulat avec ce mot : *Purifié.*

En résumé, l'Administration sanitaire devrait être centralisée entre les mains d'un directeur général de la santé publique, ne relevant que du pouvoir supérieur du Ministre du commerce.

Les Intendances ou commissions sanitaires devraient être supprimées comme étant une superfétation, et le service sanitaire des Lazarets exclusivement confié aux directeurs de la santé attachés à ces établissements, et qui ne dépendraient eux-mêmes hiérarchiquement que du directeur général, puisqu'en cas d'urgence la loi leur confère le pouvoir de requérir immédiatement toutes les forces dont ils pourraient avoir besoin.

Les Lazarets ne devraient être considérés que comme devant servir de port de refuge aux malades arrivant des pays d'Outre-Mer et atteints de maladies reconnues de nature épidémique ou contagieuse qui les feraient repousser de tous les autres lieux où ils porteraient l'épouvante et la mort.

Ces établissements ne devraient être que des hôpitaux accessibles, en temps de maladie, à tous les médecins qui, sans communiquer et en prenant les précautions d'usage, voudraient observer la maladie afin de pouvoir la reconnaître si elle venait à franchir l'enceinte des Lazarets.

L'immunité dont on a joui jusqu'à l'invasion du choléra ne doit pas être attribuée au déchargement des marchandises suspectes dans les Lazarets, puisqu'on ne les soumettait qu'à un mode de purification insignifiant, et qui devrait être remplacé par d'autres plus rationnels et offrant toutes les garanties désirables.

En matière sanitaire, la prudence exige qu'on agisse dans certaines circonstances comme si le danger était imminent; mais malgré cela, il ne faudrait pas qu'une fausse crainte, que rien ne justifierait, fît tomber dans le ridicule ou l'arbitraire en s'appuyant sur la force que donne la loi; car alors la confiance et le respect que le public pourrait avoir pour de sages et bonnes institutions sanitaires, s'affaibliraient à force d'intolérance, et les plus grandes vérités en cette matière ne seraient plus considérées par lui que comme des sophismes plus dignes de sa pitié que de son admiration.

De la conférence diplomatique pour l'organisation d'un service sanitaire en Orient.

Le gouvernement de l'Empereur, dans sa sollicitude pour la santé publique, décida, dès l'apparition du choléra en Égypte, l'envoi d'une Commission médicale dont les membres avaient pour mission de donner leurs conseils et leurs soins éclairés aux victimes de l'épidémie, et d'étudier en même temps les causes, la marche et le caractère de la maladie, afin de pouvoir en arrêter les progrès, et d'en prévenir, s'il était possible, l'introduction sur le territoire de l'Empire.

Malgré ces sages précautions dignes d'un meilleur résultat, le choléra nous est arrivé d'Égypte, a débarqué à Marseille, a visité quelques autres villes de France, où il a laissé, comme à son point d'arrivée, de cruels souvenirs; puis il est reparti, mais en nous disant peut-être : Au revoir!

Il ne viendra certainement à personne l'idée de contester tout le talent et le zèle qu'ont déployés, dans l'accomplissement de leur périlleuse et difficile mission, les membres de la Commission qui étaient à juste titre investis de la confiance du Gouvernement.

C'est à la suite de ces espérances déçues que S. M. l'Empereur a pris l'heureuse initiative de proposer aux autres gouvernements d'Europe, qui se sont empressés de l'accepter, la réunion d'une conférence internationale ayant pour but d'établir un système de mesures préventives en Égypte, où le choléra est habituellement importé par les pèlerins venant de la Mecque, lors du Lourban-Beïram.

Les mesures prophylactiques qu'on sera obligé de prendre en Égypte pour prévenir de nouvelles invasions du choléra en Europe seront, sinon impraticables, du moins bien difficiles à réaliser, même avec le concours des puissances qui ont adhéré à la conférence. Comment, en effet, soumettre à des lois hygiéniques rigoureuses et indispensables en pareil cas, cent cinquante à deux cent mille pèlerins réunis sur un seul point, y arrivant armés, sans chefs, et n'obéissant en quelque sorte qu'à leur volonté? Se trouvant d'ailleurs sous l'influence morale de l'acte religieux qu'ils viennent accomplir, seront-ils disposés à écouter la voix de la raison quand elle leur sera en quelque sorte imposée par la force, bien qu'elle prenne sa source dans la nécessité?

Le docteur Hassan-Effendi-Mahmoud, en sa triple qualité de musulman, d'Égyptien et de médecin, était autorisé, plus que tout autre peut-être, à indiquer, avec sa connaissance des lieux, des hommes et des faits, toutes les mesures prophylactiques à prendre à l'égard des pèlerins, afin d'anéantir sur place et d'empêcher le rayonnement du fléau indien qu'ils traînent en général à leur suite. C'est ce qu'il a fait dans une lettre adressée à l'*Union médicale,* le 5 novembre dernier, et il faut convenir que les moyens qu'il indique sont, sinon praticables, du moins très rationnels. Ces moyens seraient :

1° D'établir sur tous les points de l'Arabie où les bâtiments font relâche, et dans des endroits déterminés sur les routes de terre, des postes hygiéniques où les pèlerins et les voyageurs de l'Inde seraient soumis à une sévère inspection, et où on leur ferait faire, s'il y avait lieu, de rigoureuses quarantaines individuelles. Il y aurait en outre, à la Mecque et à Médine, des Comités sanitaires, et le personnel de ces différents services devrait être exclusivement musulman, afin d'éviter tout conflit religieux, parce que ces masses représentent l'islamisme dans tout ce qu'il y a de plus fanatique;

2° De fixer le campement des pèlerins en Égypte à une distance suffisante des villes; de les fractionner en plusieurs groupes, dont chaque groupe aurait un chef intelligent, des médecins, des pharmaciens, et une escorte pour protéger les pèlerins contre les attaques des Bédouins et faire exécuter les ordres des chefs et des médecins;

3° D'obliger les pèlerins à adopter dans les haltes un mode de campement analogue à celui des régiments en marche; de les forcer à enterrer à une profondeur convenable les cadavres, débris, détritus organiques, déjections, etc., et enfin de veiller à l'exécution des mêmes mesures au retour des pèlerins.

Tous les ans, à la même époque, le pèlerinage à la Mecque s'effectue dans des conditions identiques, et tous les ans cependant le choléra ne se déclare pas parmi les pèlerins, bien que toutes les causes qu'on suppose donner lieu à son développement existent au même degré. Il faudra donc, chaque année, prendre les mêmes mesures préventives pour ne pas se trouver au dépourvu dans le cas où l'épidémie viendrait à se déclarer.

Quelles que soient les mesures qui seront adoptées, elles nécessiteront des moyens d'action bien difficiles à faire accepter à un grand nombre d'hommes n'ayant entre eux qu'une seule pensée de communauté religieuse, qui les fait se réunir à un moment donné sur le même point, et à laquelle ils seront toujours enclins à croire qu'on veut porter atteinte par des moyens détournés.

La Turquie et l'Égypte sont deux États sur lesquels se passera peut-être un jour un drame sanitaire que la conférence internationale est à même d'écrire. Les deux princes qui les gouvernent ont déjà donné assez de preuves de leur amour pour la civilisation et le progrès, pour qu'on puisse compter sur leur appui ; mais il faudra, pour arriver au but qu'on se propose, celui de toutes les puissances qui ont adhéré à la conférence. Dès lors, chacun de ces gouvernements sera obligé d'envoyer tous les ans en Égypte un nombre de soldats proportionné à la force numérique de sa population, soit pour faire exécuter les ordres qui pourront être prescrits au point de vue sanitaire, soit pour soutenir les troupes turques et égyptiennes en cas de révolte de la part des pèlerins.

Mais n'aurait-on pas à redouter d'un pareil système, de faire naître quelques craintes, mal fondées sans doute, — mais la peur ne raisonne pas, — de la réunion, en Turquie et en Égypte, d'une armée composée d'éléments de nationalité si divers, et qui pourraient donner lieu à des événements dont on ne peut pas d'avance calculer la portée et les conséquences ?

Comme on peut compter sur l'appui du sultan et du vice-roi d'Égypte pour une nouvelle organisation du système sanitaire dans leurs États, puisqu'ils y sont tout aussi intéressés que les autres nations de l'Europe, il faudrait peut-être solliciter de ces souverains le soin de préparer, par l'influence morale de leurs chefs et de leurs prêtres, les populations qui chaque année accomplissent le pèlerinage à la Mecque, aux mesures hygiéniques et prophylactiques auxquelles elles devront être soumises lors de la mise en vigueur des mesures qui s'élaborent en ce moment.

Ce serait d'ailleurs suivre dans cette circonstance le sage précepte de Montesquieu, qui dit qu'il ne faut jamais faire par les lois ce que l'on peut faire par les mœurs.

La Commission sanitaire, réunie à Constantinople, a terminé ses travaux et clos ses séances le 26 septembre dernier.

Son Exc. Aali-Pacha, ministre des affaires étrangères de la Porte, a annoncé aux membres de la conférence, avant leur séparation, que les mesures sanitaires prises par la Porte et par le gouvernement du vice-roi d'Égypte n'étaient pas transitoires, qu'elles seraient toujours exécutées, et qu'elles feraient partie désormais des institutions de l'Empire ottoman; et en finissant, Aali-Pacha, ce ministre éclairé, a particulièrement remercié la France, à l'initiative de laquelle est dû le bien qui s'est fait.

Il est incontestable que les peuples du Levant, et surtout les pèlerins, ont éprouvé les plus grands bienfaits des sages mesures prophylactiques qui ont été dictées par les honorables membres composant la Commission internationale. Mais ces mesures suffiront-elles à nous préserver d'une manière certaine de nouvelles invasions du choléra indien? Je le désire bien vivement, sans cependant oser l'espérer.

Cet Ouvrage était terminé lorsque j'ai appris que l'honorable M. Mêlier, inspecteur général du service sanitaire, avait écrit et soumis à la discussion de l'Académie impériale de Médecine dont il était membre, la relation de la fièvre jaune survenue à Saint-Nazaire en 1861. Je dois à l'obligeance d'un de nos confrères de Bordeaux, M. le docteur Levieux, d'avoir pu prendre connaissance de ce travail qu'il m'avait été impossible de me procurer à Paris.

Il n'est, sans contredit, aucune branche de la médecine qui ait été plus cultivée que celle qui s'occupe de l'étiologie des maladies épidémiques. Les philosophes, les médecins de tous temps et de tous pays, ont réuni leurs efforts, consacré leurs veilles et exposé leur vie à l'étude des phénomènes que ces maladies offrent dans leurs causes de production, dans leur temps d'incubation, dans leur éclosion, dans leur développement, dans leur migration et dans leur mode de transmission; et cependant, malgré cette longue suite de travaux, malgré le concours de tant d'observations, d'expériences et de discussions scientifiques sur ce sujet, la connaissance d'une grande partie de ces phénomènes n'est guère plus avancée aujourd'hui qu'elle ne l'était dans l'enfance de l'art; et cette connaissance, qui est l'horizon de nos désirs, semble s'éloigner toujours à mesure que nous cherchons à nous avancer vers lui.

Cette assertion pourra, au premier coup d'œil, paraître paradoxale, hardie, injurieuse même pour la science, et cependant, avant les événements de Saint-Nazaire, nous étions dans l'ignorance du vrai mode d'importation de la fièvre jaune et des mesures sanitaires propres à nous en préserver.

Entraîné par le désir de sortir des ténèbres dont l'ancien système sanitaire était environné, M. Mêlier, armé d'une conviction bien arrêtée, puisant sa source dans des faits rigoureusement observés et corroborés par d'honorables confrères, est descendu dans l'arène pour combattre, avec la loyauté et la courtoisie qui lui sont habituelles, les opinions de ses adversaires, qui soutenaient que la fièvre jaune ne pouvait pas être importée en France et qu'elle n'était pas transmissible par contagion.

L'Académie a confirmé les vues émises par M. Mêlier, en adoptant le Rapport que ce médecin lui a présenté et les nouvelles mesures sanitaires qui en sont le corollaire.

Qu'on cesse donc de s'affliger sur la disparition des anciennes mesures sanitaires, composé monstrueux de contradictions, d'hypothèses et d'erreurs, et que les anti-contagionnistes de bonne foi acceptent franchement les faits accomplis, tout en réservant, bien entendu, leur appréciation ultérieure sur la valeur réelle de cette affirmation de la contagion du choléra encore en ce moment en voie d'expérimentation.

Il y aurait injustice à accuser notre regretté confrère de s'être autorisé de sa position officielle pour imposer au corps médical ses opinions en matière sanitaire, car il avoue avec une rare bonne foi que ce qu'il proclame être aujourd'hui une vérité, fut entrevu de temps à autre par des hommes comme lui, peu satisfaits des mesures sanitaires qui étaient en honneur dans nos Lazarets.

Les conclusions de M. l'inspecteur général du service sanitaire peuvent se résumer ainsi :

La fièvre jaune, contrairement aux idées admises par les

anti-contagionnistes, peut être importée en France par des navires venant des pays où elle règne, et particulièrement par ceux qui sont chargés de sucre. Une fois importée, elle peut se propager de l'homme à l'homme.

Le miasme de la fièvre jaune peut tuer à bout portant (obs. du docteur Chaillon), comme à la distance de 160 mètres (obs. du tailleur de pierres).

On doit admettre la transmissibilité de la fièvre jaune, c'est à dire son caractère contagieux ; mais cette propriété de se transmettre est conditionnelle et subordonnée à certaines circonstances.

Les mesures sanitaires les plus rigoureuses doivent être prises à l'égard des navires arrivant en patente brute de fièvre jaune; le déchargement complet doit en être opéré; ils doivent être purifiés, dans toutes leurs parties, au moyen du lavage à l'eau chlorurée, du grattage, du flambage et au besoin du sabordement.

Les hommes occupés au déchargement et à la purification des navires étant très exposés à contracter la maladie, il serait à désirer qu'on pût trouver un moyen de purifier, en cours de voyage et avant l'ouverture des panneaux et des écoutilles, l'air contenu dans les cales des navires où semblent exister les germes de la maladie.

Tout en admettant pour vraie et authentique l'importation de la fièvre jaune à Saint-Nazaire, par le navire *Anne-Marie*, je ne puis m'empêcher de remarquer ici que depuis quarante ans que le Lazaret de Bordeaux existe, j'ai vu arriver un grand nombre de navires chargés de sucre, venant de la Havane en patentes brutes de fièvre jaune, ayant eu des malades et des morts de cette maladie pendant le séjour et pendant la traversée, sans qu'il se soit *jamais* déclaré dans cet établissement, ni à bord des navires en rade, un seul cas de fièvre jaune, même douteux, bien qu'on n'ait pris à l'égard de ces navires, de leurs équipages, de leurs passagers et des marchandises dont ils étaient chargés, aucune mesure d'assainissement propre à annihiler les germes de la maladie qu'ils pouvaient contenir.

A quoi peut-on attribuer l'immunité dont a joui le Lazaret de Bordeaux jusqu'au moment où les nouvelles mesures sanitaires ont été prescrites? Y a-t-il une cause jusqu'ici inexpliquée et qui restera peut-être toujours inconnue, inhérente à certaines localités, qui y favoriserait l'éclosion du germe importé de la fièvre jaune, tandis que dans d'autres il resterait mort-né, étant privé du concours de ces causes occultes? Tout porterait à le croire, car le port de Bordeaux n'est certainement pas le seul où on ait pu faire la même observation.

La fièvre jaune une fois importée, dit M. Mêlier, elle peut se transmettre de l'homme à l'homme, et comme preuve, il cite le fait du docteur Chaillon, mort de la fièvre jaune après avoir donné des soins à des malades atteints de cette affection.

Assurément, il ne peut venir à personne l'idée de suspecter la bonne foi des médecins qui ont vu et soigné le docteur Chaillon, ni de s'inscrire en faux contre leur diagnostic; mais s'il n'y avait que ce seul cas de transmission de l'homme à l'homme pour établir la réalité de la contagion de la fièvre jaune de Saint-Nazaire, on conviendra qu'il serait bien peu concluant.

D'après le rapport des médecins qui lui ont donné des soins, le docteur Chaillon était d'une nature très impressionnable; depuis le commencement du mois d'août, il souffrait d'une névralgie faciale qui ne lui laissait pas un moment de repos, et, malgré cet état de souffrance, il était en visites une grande partie de la journée et de la nuit. C'est dans ces fâcheuses conditions qu'il fut appelé, le 4 ou le 5 août, à visiter un malade atteint de fièvre jaune. A la seconde visite qu'il lui fit et qui fut la dernière, le malade étant mort quarante-huit heures après le début de la maladie, le docteur Chaillon resta assez longtemps auprès de lui et le frictionna lui-même. Il a eu à soigner en tout quatre malades atteints de fièvre jaune, et d'après le récit du docteur Legoff, son ami et son médecin, il *redoutait terriblement* les conséquences de ses rapports avec eux.

Atteint déjà de la peur du mal, ce médecin a été frappé et a succombé au mal de la peur. S'il avait eu à soigner des cholériques ou des typhoïdés, le germe de ces maladies aurait trouvé, chez notre confrère, le terrain le mieux préparé pour s'y développer. La fièvre jaune n'a pas atteint les autres médecins, qui se sont exposés comme lui à subir son influence, mais dans des conditions physiques et morales bien différentes.

Quoi qu'il en soit, ce fait a sa signification, ne pouvait pas être passé sous silence, et peut à la rigueur être porté à l'actif de la contagion de la fièvre jaune; mais si nous continuons à faire de la contagion quand même, je ne sais pas où s'arrêteront les ultrà-contagionnistes, et quelle est la maladie du cadre nosologique à laquelle ils n'appliqueront pas l'épithète de *contagieuse*. C'est déjà trop d'être obligé de l'appliquer à celles qui le sont réellement, sans chercher à lui donner encore une plus grande extension avant que la science ait dit son dernier mot.

Les mesures d'assainissement et de purification prescrites par les règlements sanitaires qui sont aujourd'hui en vigueur, semblent devoir offrir toutes les garanties de sécurité désirables, et promettre les résultats les plus avantageux pour prévenir le développement, en France, des maladies exotiques dont on craint avec raison l'importation. Ces mesures nécessitent beaucoup de temps; elles sont très dispendieuses, compromettent les intérêts des armateurs,la santé et la vie même des hommes qui sont chargés de les exécuter : l'expérience apprendra sans aucun doute à les simplifier.

Mû par un sentiment d'humanité fort louable, et dans le but d'offrir aux navires le moyen de se présenter à l'autorité sanitaire de France dans les meilleures conditions de salubrité possibles, M. Mêlier exprimait le désir qu'on pût, suivant sa pittoresque expression, trouver un moyen de faire respirer en cours de voyage ces gigantesques poitrines. Ce moyen est déjà mis en pratique depuis plusieurs années sur un grand nombre de navires de la place de Bordeaux, et peut-être aussi dans d'autres ports de France.

L'idée qui a présidé à l'installation des tubes ventilateurs dont ces navires sont pourvus, n'a pas eu, il est vrai, pour mobile l'hygiène des hommes, mais bien celle de la marchandise contenue dans la cale, et qui souffrait d'un séjour prolongé dans une atmosphère très élevée. Mais, utilisés à un autre point de vue et par prescription des règlements sanitaires, ils peuvent merveilleusement servir à purifier et à assainir les bâtiments, soit pendant leur séjour dans les ports étrangers, soit pendant leur voyage d'allée et de retour, soit enfin à leur arrivée dans les ports de France, avant l'ouverture des panneaux et des écoutilles, opération reconnue très dangereuse lorsqu'on la pratique sur des navires contaminés ou suspects. Ces tubes sont, en général, au nombre de deux; leur diamètre varie de douze à quinze centimètres, et leur longueur est proportionnée à la grandeur du navire; ils sont en forte tôle et pourraient être construits en cuivre ou en fonte; ils s'emboîtent les uns dans les autres comme des tuyaux de poêle; leur extrémité libre, celle qui fait saillie sur le pont, a une large ouverture en forme de pavillon d'instruments à vent. L'un de ces tubes est placé à l'avant du bâtiment, et l'autre à l'arrière, de manière à ne pas gêner la manœuvre; le navire étant en marche, le vent s'engouffre par le tube de l'avant et sort par celui de l'arrière; de cette manière, la cale se trouve traversée par un courant d'air constamment renouvelé.

Mais aérer la cale seule des navires ne constitue pas, en matière sanitaire, une purification suffisante; il faut étendre les effets de l'aération aux autres parties, à l'entrepont, par exemple. Pour arriver à ce résultat, il suffirait d'avoir des tubes à double courant, dont l'un descendrait dans la cale, tandis que l'autre s'arrêterait dans l'entrepont, et de cette manière, le système de respiration des navires se trouverait obtenu.

Un autre avantage de l'emploi de ces tubes, dont tous les navires qui fréquentent les pays où règnent la peste, la fièvre jaune et le choléra devraient être règlementairement pourvus, consisterait à pouvoir faire pénétrer dans leurs parties les plus suspectes, lorsque la nature de la cargaison ne s'y opposerait pas, une masse de chlore, qui est considéré avec raison comme un des meilleurs désinfectants. Pour pratiquer cette opération, qui pourrait être faite en cours de voyage et à l'arrivée, autant de fois qu'elle serait prescrite par les règlements sanitaires, il suffirait de fermer le tube placé à l'arrière du navire et de faire pénétrer par l'autre une quantité de chlore déterminée à l'avance d'après la dimension du navire, et dont la cale et l'entrepont se trouveraient remplis. Ces fumigations ne nécessiteraient qu'une très minime dépense. Pour chasser le chlore contenu dans le navire, il suffirait de rétablir le courant d'air.

Quant au nettoiement du navire après son déchargement, opération qui demande beaucoup de temps et offre de très grandes difficultés dans son exécution, je crois qu'on pourrait, pour l'effectuer, se servir d'un appareil à vapeur muni d'une manche et d'une lance. On pourrait ainsi lancer de l'eau bouillante, pure ou chargée de principes désinfectants, avec une grande force de projection, contre les parois intérieures des navires et dans les interstices où il est presque impossible d'aller détacher les corps étrangers qui s'y sont accumulés.

Pour préserver, autant que possible, les hommes préposés à la purification et au déchargement des navires suspectés, on devrait n'occuper à ces travaux que des individus ayant déjà eu la fièvre jaune, puisqu'il est à peu près démontré qu'on n'a pas deux fois cette maladie.

L'Administration sanitaire pourrait facilement, au moyen de renseignements pris auprès des marins résidant dans les ports, auprès des capitaines avec lesquels ils ont navigué, auprès des commissaires de l'inscription maritime, etc., etc., trouver des hommes qui, le cas échéant, pourraient être appelés à prêter leur concours aux agents sanitaires, avec une sécurité qu'on ne rencontrerait pas chez ceux qui ne seraient pas certains de jouir d'une immunité parfaite en accomplissant le travail qui leur serait imposé.

Bordeaux. — Imp. G. Gounouilhou, r. Guiraude 11.

www.ingramcontent.com/pod-product-compliance
Ingram Content Group UK Ltd.
Pitfield, Milton Keynes, MK11 3LW, UK
UKHW012250240726
13966UKWH00004B/1364